TRAITÉ
DE L'ÉPUISEMENT,
PUR ET SIMPLE,
DE L'ÉCONOMIE HUMAINE,
et
DES MALADIES CHRONIQUES,
LES PLUS RÉPANDUES,
QUI ONT CE PRINCIPE;

PAR LE DOCTEUR SALLENAVE,
MÉDECIN-CONSULTANT,
Place Puy-Paulin, 3, à Bordeaux.

BORDEAUX,
IMPRIMERIE DE JUSTIN DUPUY ET COMPAGNIE,
RUE DE LA DEVISE, 12.

1852.

TRAITÉ

DE L'ÉPUISEMENT,

PUR ET SIMPLE,

DE L'ÉCONOMIE HUMAINE,

et

DES MALADIES CHRONIQUES,

LES PLUS RÉPANDUES,

QUI ONT CE PRINCIPE;

PAR LE DOCTEUR SALLENAVE,

Médecin de la Faculté de Paris.

---

30 AVRIL 1852.

EN VENTE

CHEZ L'AUTEUR ET LES PRINCIPAUX LIBRAIRES.

DIVISION SOMMAIRE.

Avant-Propos : Aperçu des raisons qui ont engagé à entreprendre les travaux consignés dans ce livre.

Première Partie : Diminution, pure et simple, de la vitalité dans l'organisme humain, considérée comme principe des maladies chroniques les plus répandues ; et Prophylaxie de cette espèce de lésion.

Deuxième Partie : Maladies chroniques, les plus répandues, provenant de la diminution, pure et simple, de la vitalité dans le corps humain ; et Thérapeutique de ces diverses affections.

AVANT-PROPOS.

Frappé, dès mon entrée dans la carrière médicale en 1830, de voir des malades qui, jugés incurables par suite d'affections chroniques plus ou moins obscures, guérissaient, même radicalement ; frappé surtout de voir des sujets, déclarés atteints de lésions anciennes dont le caractère avait paru rigoureusement apprécié, mourir sans qu'à l'autopsie on en retrouvât le moindre vestige, je me promis de rechercher à quoi pouvaient tenir des erreurs aussi préjudiciables à la science et aux malades.

Les premières investigations auxquelles je me livrai dans ce but, me conduisirent, de prime-abord pour ainsi dire, à attribuer ces maladies à la composition anormale des fluides qui concourent à former l'économie animale. Mais, en réfléchissant qu'ils ne peuvent s'altérer primitivement, par eux-mêmes, que dans des circonstances exceptionnelles et peu nombreuses, j'abandonnai bientôt une idée qui, du reste, émise bien auparavant, n'avait presque jamais été confirmée par l'expérimentation.

Je recommençai donc à méditer ; et, après avoir, plus d'une fois, désespéré de réussir, je fus, enfin, conduit à penser que ces maladies devaient, dans la majorité des cas, provenir de l'altération, en plus ou en moins, de la vitalité.

Cette pensée absorba depuis lors tout le temps que je pus distraire de mes occupations à la Faculté de Paris, où je prenais mes grades; j'avais, en effet, à considérer l'élément morbide qui découle de cette opinion, sous le rapport de sa réalité, de sa valeur, de son application et de ses résultats.

A l'égard de la réalité de ce principe, un moment arrêté par l'impossibilité de le faire tomber sous les sens, je me déterminai pourtant à l'admettre, vu l'incontestabilité de ses effets les plus tranchés : la vie, qu'il produit en agissant sur les germes fécondés, chaque fois que les conditions voulues se rencontrent réunies ; la mort, qu'il entraîne en se retirant des corps animés, dès que ces conditions cessent d'avoir lieu ; la santé, qu'il entretient tant que la somme de vitalité départie à tout être vivant, se maintient dans un juste équilibre; la maladie, qu'il occasionne lorsque cette quantité relative de vitalité s'altère dans ses proportions. — D'ailleurs (et pour ne prouver la réalité de cet élément que par la plus commune des manières dont se prépare le dernier de ses effets mentionnés, la maladie), chacun ne sait-il pas qu'un exercice fatigant du corps, de l'esprit, associé ou non à une diminution des aliments, exige du repos, du sommeil, et une nourriture plus ou moins abondante, si l'on veut être aussi dispos le lendemain que la veille? Et puis, y a-t-il quelqu'un qui puisse contester que l'habitude de l'excès musculaire, de l'excès intellectuel, quand surtout elle coexiste avec une abstinence proportionnelle, ne finisse par jeter dans une prostration physique, dans un accablement moral, qui exigent plus que la suspension du travail, de la réflexion, plus qu'une alimentation réparatrice, pour que l'on sente ses forces se relever, pour que l'on se trouve de nouveau capable de travailler, de réfléchir? Or, puisque de simples oublis de la conservation personnelle, des écarts d'hygiène trop réitérés ou seulement passagers, parviennent à modifier la santé à ce degré qu'il faille supprimer le moindre mouvement, la moindre pensée, tandis qu'on s'assujettit à un régime analeptique, quelle altération de l'organisme ces causes ne doivent-elles pas entraîner, lorsqu'à leur action débilitante, énervante, s'ajoute l'action, autrement nuisible, du manque d'air, du défaut de lumière et d'une habitation malsaine, accrue par des chagrins privés ou par des malheurs publics d'une certaine durée et surtout permanents....., lorsqu'à ces nouvelles causes de détérioration, sourde, lente, mais progressive, de l'existence, s'ajoute l'usage, habituel ou trop renouvelé, de substances médicamenteuses dont les conséquences, soit immédiates, soit consécutives, sont analogues !

A propos de la valeur de ce principe, je l'acceptai d'autant plus volontiers, qu'étant à la recherche de l'origine des erreurs que je désirais détruire, elle m'avait paru être en lui; mais je ne compris toute sa portée qu'en avançant dans l'étude que j'en poursuivis avec ardeur, malgré les difficultés inhérentes au fond même du sujet, malgré les obstacles dus à la défiance de malades déjà traités sans succès ou à la prévention de confrères imbus d'un autre ordre d'idées.

Pour l'application de ce principe, si, dans mes premières méditations sous ce rapport, il ne me fut guère donné que d'en entrevoir la théorie, la spécialité des maladies chroniques que je commençai en 1835, aussitôt après avoir été reçu Docteur, me convainquit, assez rapidement, de la fréquence des cas où cet élément morbide joue le rôle le plus important, puisque ces cas fourmillent au sein de l'opulence comme au sein de la pauvreté, parmi les heureux du jour comme parmi les parias du siècle.

Quant aux résultats pratiques dont ce principe devient la source, l'appréciation que j'en avais faite tout d'abord, ne se montra point erronée; elle s'accrut, au contraire, progressivement avec l'expérience, ainsi qu'il est aisé de s'en assurer par les divers écrits que je publiai sur les maladies en question, à mesure qu'il m'arriva de soulever un coin du voile qui tient cachées la plupart d'entre elles. Ces publications, en effet, ont pour base des centaines de cures obtenues dans cette classe de maux, envisagés d'après ces données et traités en conséquence.

Je viens de dire comment j'avais été conduit à rechercher l'élément méconnu, sous la dépendance directe duquel sont tenues les affections, à marche lente, qui guérissent contre toute attente ou qui tuent sans laisser de trace, et les épreuves que je dus faire subir à cette découverte, avant de la considérer comme fondée. Je vais parler, à présent, de la manière dont la diminution d'activité de ce nouveau mode pathologique se comporte dans l'organisme humain, et des maladies chroniques auxquelles ce principe donne le plus communément naissance; remettant à une autre époque de m'occuper des affections, de la même classe, que crée son augmentation d'activité, et qui sont aussi rares que les premières sont fréquentes.

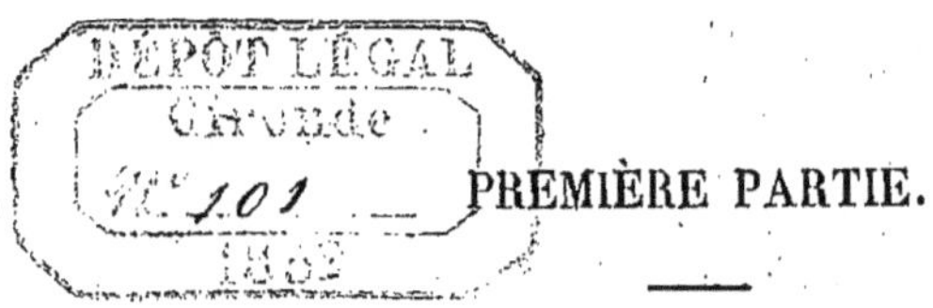

PREMIÈRE PARTIE.

DIMINUTION,

Pure et simple,

DE LA VITALITÉ DANS L'ORGANISME HUMAIN,

CONSIDÉRÉE COMME PRINCIPE

DES MALADIES CHRONIQUES

Les plus répandues;

ET

PROPHYLAXIE DE CETTE ESPÈCE DE LÉSION.

Le médecin rencontre fréquemment, dans le monde, des personnes qui, sans se croire malades, lui disent pourtant : celles-ci, qu'elles éprouvent une lassitude générale, mais passagère ; celles-là, qu'elles ressentent une susceptibilité fatigante, mais momentanée. Quelques-unes de ces personnes ajoutent même qu'avec ces malaises, dont le retour est non moins irrégulier que leur origine est éloignée, coïncident, par temps, soit des langueurs d'estomac, des pesanteurs de tête, des palpitations, de la gêne à respirer, une nonchalance particulière...., soit des douleurs cérébrales, des étreintes à la poitrine, des serrements de cœur, de la sensibilité à l'épigastre, une impression pénible dans les membres....; derniers malaises encore plus fugaces, sinon aussi anciens, que les précédents. Et, aussitôt, l'homme-de-l'art de répondre : c'est le sang; ce sont les nerfs.

Mais les premiers de ces interlocuteurs s'abusent sur l'état présent de leur santé ; elle est déjà altérée. Mais les seconds se trompent sur le vrai principe de cette altération ; elle n'est occasionnée ni par le sang ni par les nerfs.

Cette erreur, dans laquelle j'avance qu'ils se trouvent tous les deux, est positive. En effet, que ces malades négligent ces prodrômes morbides, ou bien que, sur le dire irréfléchi du médecin, ils se mettent à user de rafraîchissants ou de calmants, les fonctions ne tardent pas à se troubler à ce degré, que l'existence de l'affection devient aussi évidente que ces agents thérapeutiques se montrent inefficaces.

Puisque cette maladie n'est de nature ni inflammatoire ni nerveuse, qu'est-elle donc? ou bien, en d'autres termes, quelle partie de l'organisme a-t-elle pour siége, et quelle lésion ce siége éprouve-t-il? — L'analyse physiologique des symptômes sus-désignés, conduit à établir que cette affection est générale, et que la lésion qui la constitue, est une diminution, pure et simple, de la somme de vitalité dont était pourvu l'organisme. En effet, dans quelle région particulière de notre corps pourrait-on localiser l'étendue intrinsèque de ces troubles fonctionnels? à quel autre principe morbifique pourrait-on rapporter la lenteur de leur formation et de leur terminaison, l'instantanéité de leur recrudescence et de leur rémission?

Voilà ce qui est, voilà ce qu'il y a dans ces cas pathologiques; rien de plus, rien de moins. Je dois cette appréciation à de minutieuses recherches; je dois sa confirmation à une longue expérience.

Reste à trouver, d'une part, si cet affaiblissement de l'économie l'envahit tout d'un coup entièrement, ou bien s'il n'attaque que successivement les diverses régions qui concourent à la former; et, d'autre part, quelles sont les personnes les plus exposées à cet appauvrissement de l'économie. — Répondons, d'abord, que l'habitude d'observer cette maladie fait reconnaître qu'il peut lui arriver d'envahir, d'emblée, la totalité de l'organisme, à la suite de causes aussi physiques que morales, aussi matérielles qu'intellectuelles, et dont la transmission s'est effectuée autant par l'intermédiaire de l'estomac que par l'intermédiaire du cerveau; mais qu'il est bien plus fréquent à cette maladie de commencer, tantôt par la fraction du corps plus spécialement dévolue à la vie végétale ou de nutrition, tantôt par la fraction du corps plus spécialement dévolue à la vie animale ou de relation, d'après la nature particulière ou le mode d'action des causes qui ont agi, d'après encore le tempérament, inné ou acquis, qui laisse l'un de ces centres vitaux relativement plus impressionnable. — Répondons, ensuite, que, toutes choses étant égales, la classe laborieuse ou active des villes et des campagnes, comme aussi la classe intelligente ou sensible de la société, sont plus sujettes à cette altération de la vitalité générale.

La pratique de cette maladie nous a appris de plus que, lorsque l'affaiblissement de l'économie survient directement par les deux vies, il altère en premier lieu leurs fonctions simples, puis leurs fonctions complexes, et enfin toutes les opérations par lesquelles s'entretient l'existence ; tandis que dans l'appauvrissement survenu séparément par l'une ou l'autre vie, chacun de ces deux grands rouages, qui s'influencent bientôt, ne tarde pas à traduire sa lésion soit par les organes, soit par les groupes organiques qui lui sont le plus liés, et finit, quand s'est accrue l'influence précitée, par manifester la lésion qui lui est propre et aussi celle qu'il a fait naître en son congénère, sur les tissus communs à l'une et à l'autre vie ou sur leurs appareils les plus importants. Or, ces conséquences morbides ne se bornent pas à confirmer les rapports existant, dans l'état normal, d'un côté entre les diverses parties du corps, d'un autre côté entre la vie de nutrition et la vie de relation, elles étendent un voile plus épais sur le point de départ de la maladie, aux yeux du médecin peu habitué à envisager ce Protée.

Ce point de départ de la diminution, lente et graduelle, de l'élément vital est encore plus obscur lorsque, n'importe la voie partielle ou commune par laquelle il s'est établi, le mal, au lieu de suivre la marche que nous avons dit lui être naturelle, se propage, de prime-abord, à un ou plusieurs des rouages secondaires de toute l'économie les plus prédisposés à en ressentir les effets anormaux. Pour cette prédisposition, qui peut se trouver native ou occasionnelle, elle provient, soit de l'exiguité, et même du développement, relatifs de ces rouages plus ou moins compliqués, soit de la faiblesse, et même de la résistance, relatives de leur texture.

Signalons en outre que, quelle qu'ait été la marche, régulière ou irrégulière, des conséquences morbides, ci-dessus mentionnées, provenant de la diminution, lente et graduelle, de l'élément vital, elles peuvent, au lieu de s'opérer sourdement, ainsi que d'ordinaire, s'opérer parfois avec violence : sortes d accès, de crises, qui émanent, tantôt d'une cause étrangère à l'organisme, comme une grande variation de l'atmosphère, une vive émotion de l'âme, une abstinence quelque peu prolongée...., tantôt d'une cause inhérente à l'organisme, comme un accroissement sensible des sécrétions de la peau, du tube gastro-intestinal, des reins, une certaine perte de sang, une fatigue accidentelle du corps.... ; et d'où naît un autre embarras pour l'homme-de-l'art non familiarisé avec ce mode spécial de transmission de l'épuisement auquel je fais allusion. Dans ce cas, en effet, on erre complètement sur l'essence intime du mal, et on le combat tout-à-fait contrairement à cette essence, restée la même : une diminution de la vitalité de l'économie entière, mais plus ancienne, mais plus prononcée, ou seulement encore moins en rapport que d'habitude avec les stimulants de toute espèce qui entretiennent l'activité de cette force primordiale.

PROPHYLAXIE

DE LA LÉSION VITALE SUS-ÉTUDIÉE.

Nous venons de formuler la diminution, pure et simple, de la vitalité dans l'organisme humain comme constituant le principe de souffrances, trop réelles pour le malade, quoique inappréciées par le médecin; exposons maintenant l'ensemble de la conduite qu'on doit tenir afin de se préserver de cette lésion de vitalité.

Dans ce but, il faut, pour les membres laborieux ou actifs de la population, particulièrement s'ils sont d'une constitution débile, peu résistante, éviter d'associer les occupations de l'esprit aux fatigues du corps énervantes ou trop soutenues; ne pas veiller tard, en étant forcé de commencer la journée de très-bonne heure; faire un nombre suffisant de repas, et les prendre avec le plus de régularité possible; se nourrir d'aliments substantiels et toniques, sans manquer de se reposer immédiatement; délaisser l'usage inconsidéré des bains tièdes et des boissons tempérantes; enfin, savoir endurer avec résignation les douleurs morales ou les revers de la fortune, être assez raisonnable pour se priver, surtout pendant la saison chaude, des exercices musculaires qui ajouteraient aux fatigues provenant de son état ou de ses habitudes, et fuir les excès de tous genres.

Dans ce même but, il faut, pour les membres intelligents ou sensibles de la population, spécialement s'ils ont une complexion délicate, très-susceptible, se garder d'ajouter des fatigues corporelles à une occupation cérébrale trop sérieuse ou excessive, à des impressions vives ou presque incessantes; ne pas prolonger si avant dans la nuit des veilles qui obligent à se lever tard; faire des repas moins rares, et les prendre à des heures plus régulières; composer sa nourriture de substances réparatrices et de boissons fortifiantes, avec la précaution de se promener tout de suite après; avoir l'habitude des bains frais, et éviter l'abus du café et des spiritueux; enfin, ne pas joindre le défaut d'exercice, surtout durant la saison froide, à l'inaction musculaire résultant de sa profession ou de ses goûts, supporter en philosophe les caprices du sort ou les souffrances de l'âme, et s'astreindre à la continence.

J'aurais pu réunir en un faisceau ces deux séries de moyens préservatifs, si je n'avais eu égard qu'à la puissance réciproque dont leur emploi est doué : celle d'empêcher la formation de la lésion vitale qui fait l'objet de cette partie de mon œuvre. Mais, comme par la négligence des premiers de ces préceptes cette altération tend à s'établir par la vie végétale, au lieu qu'il résulte de la négligence des seconds de ces préceptes que cette altération tend à s'établir par la vie animale, j'ai dû les présenter séparément.

Ces considérations exposées, étudions les maladies chroniques que la persistance ou l'augmentation de l'état anormal de l'économie humaine qui vient d'être signalé, occasionne le plus ordinairement. Toutefois, avant d'aborder ce nouveau sujet, faisons observer que les divisions et les subdivisions sous lesquelles seront classées ces maladies, auront pour but, non pas de poser entre elles une ligne de démarcation absolue, non pas de séparer entièrement des lésions morbides identiques, non pas d'isoler les uns des autres des modes pathologiques ayant une semblable essence; mais bien de faciliter l'intelligence de ces diverses altérations de l'organisme, tout en prémunissant contre les erreurs auxquelles conduisent les formes, plus apparentes que réelles, plus superficielles que profondes, plus passagères que durables, qu'il arrive à une seule et même affection de revêtir.

DEUXIÈME PARTIE.

MALADIES CHRONIQUES,

Les plus répandues,

PROVENANT DE LA DIMINUTION,

PURE ET SIMPLE,

DE LA VITALITÉ DANS LE CORPS HUMAIN;

et

THÉRAPEUTIQUE

DE CES DIVERSES AFFECTIONS.

L'étude des maladies chroniques, les plus répandues, provenant de la diminution, pure et simple, de la vitalité dans le corps humain, formera quatre divisions.

La première de ces divisions contiendra celles de ces maladies dues à ce principe, en tant qu'originaire, soit de la vie végétale ou de nutrition, soit de la vie animale ou de relation.

La seconde contiendra celles de ces affections dues à ce principe, en tant qu'originaire des deux vies simultanément.

La troisième de ces divisions renfermera celles de ces maladies résultant de la propagation non naturelle de cet élément morbide, quelle qu'ait été son origine partielle ou commune.

La quatrième renfermera celles de ces affections qui résultent de la manifestation aiguë et subite de cet élément morbide; n'importe son origine simple ou complexe.

En étudiant les maladies chroniques en question, dans l'ordre qui vient d'être indiqué, nous nous conformons, d'abord, à la fréquence avec laquelle l'essence pathologique d'où elles émanent, frappe, toutes choses égales d'ailleurs, l'une ou l'autre vie séparément; ensuite, à la rareté avec laquelle cette même essence pathologique frappe, naturellement, les deux vies à la fois; puis, à l'irrégularité que les effets de son aggravation mettent, exceptionnellement, à se propager ; enfin, à la violence que ces divers résultats emploient, quelquefois, pour se manifester. Et, en conservant à chacune de ces maladies le nom des affections anciennes, plus ou moins connues, qui leur ressemblent par la forme autant qu'elles en diffèrent par le fond, nous simplifions, le plus possible, cette partie de notre travail.

Ajoutons que celles de ces divisions où l'utilité de cette addition se fera sentir, auront les chapitres et les articles propres à préciser au lecteur la matière dont elles se composeront intrinsèquement, par suite de la classification ci-dessus.

PREMIÈRE DIVISION.

MALADIES CHRONIQUES

DUES A LA DÉPERDITION,

Lente et graduelle,

DE LA VITALITÉ GÉNÉRALE,

Et qui s'est établie par l'une ou par l'autre vie seulement.

La préférence avec laquelle nous avons vu que la déperdition, simple et progressive, de la vitalité générale s'établit par la vie végétale ou de nutrition, comparativement à la vie animale ou de relation, nous oblige à commencer la présente des quatre divisions des maladies de cette espèce dont nous avons à nous occuper, par l'étude de celles de ces affections siégeant dans la première de ces deux fractions du corps; et le résultat qu'à cause de la réciprocité morbide, sus-mentionnée, de l'une et de l'autre vie, cette déperdition de la vitalité générale finit par produire sur tels de leurs tissus ou de leurs appareils, nous commande de terminer cette première division de ces maladies par l'étude de celles de ces affections occupant ces derniers sièges.

Aussi, la présente division contiendra-t-elle : 1° les maladies dépendant de la déperdition de la vitalité générale qui a débuté par la partie de l'organisme dite végétale ou de nutrition, mais paraissant limitée à elle seule; 2° les maladies dépendant de la déperdition de la vitalité générale qui a commencé par la partie de l'organisme dite animale ou de relation, mais paraissant limitée à elle seule; 3° les maladies dépendant de la déperditition de la vitalité générale survenue par l'un ou par l'autre de ces grands rouages de l'économie, mais qui, après avoir influencé d'une manière visible celle des deux vies originairement intacte, a gagné soit leurs tissus communs, soit leurs appareils principaux.

CHAPITRE PREMIER.

DIMINUTION

DE LA VITALITÉ HUMAINE,

Ayant débuté par la fraction de l'organisme dite végétale ou de nutrition.

En débutant par la fraction du corps plus spécialement départie à la vie végétale ou de nutrition, la diminution de la vitalité humaine peut sembler n'influer que sur le système le plus moléculaire de cette même vie, ou bien peut avoir visiblement envahi ceux de ses organes ou de ses groupes organiques dont les fonctions sont moins cachées; phases diverses de cet élément morbide que nous étudierons séparément, en les classant, autant que possible, d'après leur ordre habituel de succession.

ARTICLE I.

AFFAIBLISSEMENT

DE LA VIE VÉGÉTALE OU DE NUTRITION

Paraissant borné à son système le plus intime.

Lorsque l'affaiblissement de l'économie débute par la vie végétale ou de nutrition pour paraître se borner à son système le plus intime, nous voulons dire celui de la calorification intersticielle, de la nutrition moléculaire, des sécrétions et des excrétions parenchymateuses, il occasionne un état pathologique qui ressemble, on ne peut plus, à l'affection vulgairement appelée fièvre lente, et dont nous lui conserverons, parfois, la dénomination, afin de ne pas répéter aussi souvent la périphrase formant le titre de cet article ou les périphrases qui lui sont analogues.

Par la même raison, nous allons décrire cet état pathologique sous cette dénomination.

FIÈVRE LENTE.

Les personnes souffrant de cette fièvre lente éprouvent, par intervalles, un sentiment insolite ou de froid ou de chaleur, sans s'être exposées à une température soit basse soit élevée ; leur peau, habituellement terne et sèche, se colore et transpire, de temps en temps, sans causes appréciables; leurs urines, tantôt abondantes, tantôt rares, sont claires dans le premier cas, épaisses dans le second, sans plus de motifs apparents ; leur pouls, d'ordinaire petit et lent, mais régulier, se désharmonie avec facilité. — A ces altérations fonctionnelles qui signalent le début du mal, ne tardent pas à s'ajouter des phénomènes qui en complètent l'ensemble. Ce sont, d'abord, un appétit et une soif variables, des digestions dérangées, des selles irrégulières. Peu après, la tête devient embarrassée, le cœur troublé, la respiration gênée avec ou sans toux, le sommeil mauvais. — Puis, l'embonpoint diminue, les forces chancellent, un malaise général se fait sentir ; et le visage est altéré, le cerveau paresseux, le moral inquiet. — Indépendamment de ces symptômes, communs aux deux sexes, il peut exister chez les femmes du dérangement dans la menstruation, associé ou non à des pertes blanches.

Peu nombreux par eux-mêmes, les caractères généraux de cette fièvre lente puisent des variétés infinies dans la constitution des sujets qu'elle frappe et dans le degré auquel ces sujets sont atteints. En effet, quelques-uns se plaignent plus spécialement d'un froid général; ce froid est éprouvé par un plus grand nombre aux pieds seulement ; cette diminution du calorique inné n'est guère ressentie par d'autres qu'aux genoux, qu'au dos des mains. Il y a de ces malades, au contraire, qui accusent une chaleur particulière dans tout le corps; cette chaleur est ressentie par certains uniquement au visage ; cette augmentation du calorique vital n'est, pour ainsi dire, éprouvée par d'autres qu'à la paume des mains, qu'à la plante des pieds. Tandis que le teint de plusieurs de ces sujets s'offre blême, terreux, le teint de quelques-uns paraît animé, luisant. Si, chez la plupart, la peau conserve une sécheresse qui peut rendre l'épiderme de certains d'entre eux presque rude, chez un petit nombre, c'est d'une transpiration qui le laisse presque humide, que le tégument externe se recouvre. Mêmes anomalies dans les urines, puisqu'il est de ces malades qui éprouvent le besoin pressant d'en rendre, avec abondance, de limpides et comme aqueuses, au lieu que d'autres ressentent à peine le besoin d'en évacuer de petites quantités, qui sont troubles et comme bourbeuses. A l'égard du pouls, s'il conserve, dans la majorité des cas de cette fièvre lente, ses caractères pathognomoniques de petitesse, de lenteur et de régularité, il acquiert parfois, dans un petit nombre, une force, une fréquence et une irrégularité tout-à-fait spéciales. — Mais ce n'est pas seulement dans les phénomènes primitifs de cette affection qu'on remarque de nombreuses variétés, on en remarque aussi dans ses phénomènes secondaires. L'appétit reste à peu près naturel, ou bien il augmente ou diminue manifestement; et la soif est à peine sensible, ou bien elle est assez prononcée. La digestion, qui est plus généralement lente que rapide, s'accompagne d'aigreurs, de vents, symptômes que complique un gonflement à l'épigastre et même à l'ombilic; et les garde-robes, qui sont plus communément rares que fréquentes, n'ont pas lieu sans fatigues, accompagnées de chaleur et de cuisson locales, lesquelles peuvent persister. Il y a encore des pesanteurs, et même des maux de tête; des palpitations, et même des douleurs de cœur; une respiration incomplète, et aussi de l'oppression, soit sans toux, soit avec toux, que suit ou non une légère expectoration. Il y a en outre de l'insomnie remplie par des pensées involontaires, ou bien de la somnolence entremêlée de rêves décousus. — Ces malades finissent par tomber dans un amaigrissement assez tranché, par voir leurs forces subir un décroissement proportionnel, et par ressentir dans diverses régions de leur économie des douleurs vagues. Ils finissent aussi par avoir les traits défaits et l'air souffrant, par perdre de leur aptitude intellectuelle, et par se laisser aller à l'inquiétude. — Enfin, les personnes du sexe ont les menstrues avancées, mais plus ordinairement retardées, avec augmentation, mais plus ordinairement aussi diminution, de ce flux périodique qui, dans ces cas, se termine, en général, par une sécrétion leucorrhéique, dont l'intensité est variable.

Telle est cette fièvre lente qui, si elle peut attaquer les personnes de tout âge, ne sévit communément qu'après l'adolescence; dont l'apparition a lieu dans les diverses saisons, mais principalement en été; et qui, si elle peut durer des années avant de faire craindre pour l'existence, la rend au moins pénible à supporter. — Cette affection, quoique très-ancienne, mais plus répandue aujourd'hui que jamais sur l'un et l'autre sexe, surtout dans la classe laborieuse ou active de la société, n'a cependant été révélée par aucun auteur. — Elle occupe les parties les plus élémentaires comme les plus disséminées de l'économie, c'est-à-dire sa trame cellulo-vasculaire primitive et générale, après toutefois avoir commencé par la fraction de ces parties communes qui est plus spécialement dévolue à la vie dite végétale ou de nutrition. — Elle consiste en une lésion de ces éléments premiers, lésion qui n'est ni inflammatoire ni nerveuse, ainsi que le prouve l'analyse des symptômes qui la traduisent. — On peut se trouver plus ou moins apte à contracter cette affection par une prédisposition originelle ou accidentelle; et aussi ignorée qu'elle est réelle. — Elle est occasionnée par des causes morbides, mais plus physiques que morales, de la multiplicité desquelles on ne se doute pas, et qui enveloppent la plupart des individus. — Elle est entretenue par des habitudes que l'on est loin de soupçonner si nuisibles. — Elle est aggravée par des remèdes que l'on croit appropriés, tandis qu'ils sont contraires. — Cette affection, enfin, peut céder aux efforts naturels, quand le mal est récent, mais sa guérison, s'il a quelque ancienneté, n'est plus possible qu'à l'aide d'une médication simple autant que variée, et d'une action directement opposée à l'action des divers agents qui occasionnent ce mal, l'entretiennent et surtout l'aggravent.

Si, comme l'on se trouvera plus bas à même de le reconnaître, le siége que nous donnons à cette fièvre lente, et l'espèce de lésion que nous lui attribuons, permettent de croire à l'ancienneté de cette maladie; si la multiplicité présente des divers agents que nous signalons propres à occasionner cette maladie, à l'entretenir et à l'aggraver, explique sa fréquence actuelle, ainsi que sa prédominance chez les personnes actives ou laborieuses des deux sexes, l'obscurité qui a régné, jusqu'à ces derniers temps, sur la texture et sur les fonctions du réseau générateur commun, ainsi que la négligence que, malgré les beaux travaux des anatomistes et des physiologistes modernes, on a apportée dans la recherche des altérations de ce système organique, le plus important de tous ceux qui entrent dans la composition des êtres animés, expliquent comment cette fièvre lente est restée méconnue. — C'est, en effet, dans la trame élémentaire précitée que siège cet état morbide, puisque les fonctions dont ce système est chargé, la calorification interstitielle, la nutrition moléculaire, les sécrétions et les excrétions parenchymateuses, sont les fonctions qui se troublent en premier lieu, mais en débutant par les organes, par les groupes organiques de la vie végétale, attendu l'influence plus directe qu'ont sur cette vie les causes qui, le plus souvent, engendrent cette maladie. — C'est, en effet aussi, en une lésion de cette trame cellulo-vasculaire; la diminution; pure et simple, de sa vitalité, suivie, par moments, d'une réaction générale, mais légère et sourde pour l'ordinaire, que consiste cette fièvre lente. Cette lésion est bien de ce genre puisque, malgré les investigations les plus minutieuses, on ne distingue chez les sujets qui sont atteints de l'ensemble pathologique en question, aucune altération matérielle capable de l'expliquer. Une autre preuve, tout-à-fait convaincante en ce cas, c'est que par l'augmentation du degré de cette force primordiale on ranime les fonctions, d'abord dans le système élémentaire général, puis dans le système élémentaire particulier des organes et des groupes organiques de tout le corps, en procédant toutefois de ceux de la vie de relation à ceux de la vie de nutrition, ainsi que cet ordre devait être adopté par la Nature, car, au début, l'appauvrissement est moins prononcé dans les premiers que dans les derniers de ces organes et groupes organiques.—La prédisposition qu'on peut avoir à cette affection, provient de la débilité du réseau générateur ci-dessus désigné, comme aussi du peu de résistance de tous les autres organes ou groupes organiques de l'économie, mais plus spécialement de ceux qui concourent à l'entretien de sa vie végétale; soit que cet état de l'organisation émane de nos parents, soit qu'il provienne des circonstances nuisibles dans lesquelles nous avons vécu forcément ou inconsidérément.—Les principales causes qui occasionnent son apparition, sont les travaux de tête, les peines de cœur, mais surtout les fatigues musculaires excessives ou seulement trop soutenues. — Parmi les habitudes qui prolongent sa durée, se rangent, en première ligne, l'usage de veiller tard et de sortir du lit très-matin, la diminution du nombre des repas autrefois en usage, la qualité aussi peu nutritive que trop relâchante de la majeure partie des aliments dont on se sert, et leur quantité non relative aux pertes éprouvées ou en désaccord avec la faiblesse des organes digestifs. — Au premier rang des remèdes qui augmentent sa gravité, se trouvent les débilitants, tant externes qu'internes, faussement conseillés, les bains ordinaires, les tisanes rafraîchissantes, les évacuants, les émissions sanguines. — Enfin, si cette affection cède, quelquefois, à la puissance médicatrice seule, ou secondée de l'abexcitation du cerveau, du contentement de l'âme et surtout du repos du corps, secondée aussi d'une nourriture plus substantielle, sa guérison ne s'opère, ordinairement, que par l'adoption de mœurs plus conservatrices de l'espèce humaine ou moins oublieuses de la santé individuelle, et d'une hygiène appropriée à l'organisation précitée de cette classe d'êtres; par l'attention de borner ses occupations de tête, d'éviter autant que possible les contrariétés, et principalement de dépenser moins de forces musculaires; par la précaution de se coucher de meilleure heure et de se lever plus tard, d'augmenter le nombre des repas, de préférer une alimentation tonique, et de mettre sa quantité en rapport avec les pertes faites, avec la susceptibilité de l'appareil de la digestion; par l'emploi, sagement mesuré, et tant extérieur qu'intérieur, des médicaments amers, mais surtout des médicaments aromatiques.

ARTICLE II.

AFFAIBLISSEMENT

DE LA VIE VÉGÉTALE OU DE NUTRITION

Sensiblement étendu aux organes ou aux groupes organiques de cette même vie.

Par les caractères qui ont été relatés, se traduit, et par le traitement que nous venons d'exposer, se dissipe la diminution de la vitalité, tant que cette altération ne paraît pas s'étendre au-delà de l'appareil moléculaire le plus lié à l'entretien de la vie végétale ou de nutrition, quoique, en réalité, cette altération ait déjà gagné le système le plus intime de l'autre vie. Mais les symptômes pathognomoniques de cette lésion ne se présentent pas les mêmes, et les remèdes précités cessent d'être suffisants lorsque la maladie, au lieu de rester comme limitée aux éléments primitifs de la vie végétale ou de nutrition, s'est sensiblement propagée soit aux organes, soit aux groupes organiques qui sont en rapports, plus ou moins directs, avec sa trame première.

Abordons les plus communes de ces propagations normales, et assez rapides à se former, de l'affaiblissement de l'organisme qui a débuté par cette vie; et, après avoir rangé toutes ces conséquences naturelles de notre fièvre lente dans leur ordre de succession le plus ordinaire, comme aussi après avoir groupé plusieurs de ces conséquences pathologiques selon leur degré d'affinité mutuelle, affectons à chacune d'elles un paragraphe spécial, dont le titre exprimera le siège le plus manifeste du mal en même temps que son nom vulgaire.

PREMIER ORDRE.

Paragraphe Ier.

ESTOMAC.

Gastrite.

Après avoir commencé par la vie végétale ou de nutrition, l'affaiblissement du corps influence-t-il, d'une façon plus particulière, l'estomac, il crée une gastrite dont voici le tableau.

Les sujets atteints de cette gastrite ressentent, plus fréquemment que dans la fièvre lente dont j'ai donné la description, les alternatives anormales de froid et de chaleur mentionnées, ainsi que celles de sécheresse et d'humidité à la peau, dont la teinte change, en général, plus inopinément aussi. Chez eux, variations, plus répétées également, dans la quantité et la nuance des urines, comme dans le rhythme du pouls. — Mais la soif et l'appétit de ces sujets sont autrement anormaux que dans cette affection, car, au lieu d'être seulement variables, ces sensations peuvent se montrer, soit nulles, soit excessives, avec une langue mince ou épaisse, pâle ou foncée, nette ou sale, ainsi que s'accompagner de langueurs d'estomac qui, coïncidant le plus souvent avec une chaleur épigastrique, se calment par l'ingestion des aliments et des boissons, ou se changent par leur présence en pesanteur; et, cela, d'après le degré du mal, d'après la constitution individuelle. Les digestions aussi sont chez ces malades plus dérangées, puisque, lentes et produisant, outre de la salivation, des nausées, et même des vomissements formés de matières diverses[1], elles ne se font pas sans affaissement, mais surtout sans ballonnement, à l'épigastre; région qui, en dehors de cet acte, reste, par suite des circonstances, plutôt bombée qu'aplatie, et plutôt insensible que douloureuse. Pour les évacuations intestinales, qui subissent à proportion des anomalies non moins remarquables, elles sont entrecoupées de constipation ou de diarrhée. — Ces sujets encore accusent, plus fréquemment aussi que dans la fièvre lente dont il est question, des maux de tête particuliers, des palpitations subites, des oppressions passagères, avec ou sans l'espèce de toux et d'expectoration qui leur est propre; et ils ont le sommeil bien plus troublé. En outre, tous sont maigres et affaiblis à un degré plus prononcé; et ils endurent une infinité de malaises, mais qui n'ont, communément, aucune fixité. Enfin, ils deviennent tristes, peu disposés au travail, et plus ou moins impressionnables; sans compter que les femmes voient leurs règles varier bien plus que dans cette dernière affection, et qu'elles éprouvent presque toutes des flueurs blanches.

Mais ce groupe des symptômes constitutifs de cette gastrite, n'est pas toujours uniforme chez les diverses personnes affectées de ce mal. Aussi, observe-t-on que le froid existe modéré ou presque glacial, et la chaleur peu sensible ou brûlante pour ainsi dire; que la peau acquiert une aridité qui la rend comme chagrinée, ou fournit une sueur qui, au contraire, la laisse lisse et souple; que la couleur de ce tégument ne diffère guère de la couleur normale, ou devient jaune, olivâtre, nuances qui peuvent passer, momentanément, au pourpre, au violet; que, tantôt rares, tantôt fréquentes, et limpides ou troubles, en général, les urines forment un dépôt glaireux dans quelques cas, sableux dans certains autres; que, petit, lent, mais régulier, d'ordinaire, le pouls est, par temps, fort, précipité et déréglé. — Un ordre de variétés plus importantes s'offre également à l'observation. La bouche est sèche, humide ou simplement pâteuse, ainsi que fade, salée ou avec un goût de sang; dernier symptôme aussi rare, quand du moins il provient directement de la muqueuse de l'estomac, que les précédents sont communs. La soif, inconnue à quelques sujets, devient pour plusieurs d'entre eux continuelle, inextinguible. L'appétit, qui ne se fait jamais sentir chez certains sujets, parmi lesquels il s'en trouve que l'instinct de conservation, seul, porte, de loin en loin, à prendre de la nourriture, se renouvelle, au contraire, à de courtes distances chez d'autres, au nombre desquels on en rencontre qui ne peuvent surmonter la répugnance qu'ils ont pour toute espèce d'aliments et de boissons. En outre, tous se plaignent de langueurs d'estomac, plus ou moins prononcées et répétées, auxquelles se joint chez plusieurs un poids, plus ou moins considérable, à l'épigastre avec des pulsations, du moins assez ordinairement; et ces langueurs d'estomac se compliquent, chez certains, d'une ardeur comparée par tels d'entre eux à celle que produirait un brasier. Tandis que quelques malades voient ceux de ces derniers symptômes dont ils sont plus spécialement affectés, diminuer et même se dissiper tout-à-fait après avoir pris de la nourriture, cette nourriture les entretient et même les augmente considérablement chez la plupart. Pour les digestions, qui sont toujours longues dans cette gastrite, si elles se bornent, tantôt immédiatement, tantôt plusieurs heures après qu'on a pris des aliments ou des boissons, à occasionner, chez les malades peu attaqués, une salivation parfois aussi abondante qu'insupportable, puis, soit des aigreurs plus ou moins soutenues, soit des renvois plus ou moins réitérés, elles produisent des tranchées, des vomissements chez les sujets gravement atteints. Si les tranchées auxquelles ces derniers malades sont habitués, et qu'accroît la moindre compression, voire celle due aux vêtements, ne reparaissent pas toujours, chez quelques-uns, à la suite de l'ingestion de chaque substance, elles ne manquent jamais d'en résulter chez tous les autres, dont ces souffrances peuvent faire de vrais martyrs. Même remarque à l'égard des vomissements qui, rares dans quelques cas, mais plus fréquents dans un grand nombre d'autres, sont inséparables de tout usage d'aliments ou de boissons. Non moins variables par leur nature, les vomissements sont glaireux avec ou sans acidité dans certains cas, et paraissent bilieux avec un goût amer dans d'autres ; mais, en la première ainsi qu'en la seconde circonstance, ces vomissements ont lieu sans mélange de ces aliments ou de ces boissons, lors même qu'ils s'effectuent aussitôt qu'on a achevé le repas, ou bien encore dans le courant du repas. Parfois, au contraire, ces vomissements se composent presque exclusivement de la nourriture ingérée, laquelle est souvent à peine chymifiée, nonobstant le long séjour qu'elle peut avoir fait dans l'estomac. C'est du sang, soit mêlé à l'une ou à l'autre de ces matières, soit pur, mais coagulé plutôt que fluide, mais noir plutôt qu'artériel ou veineux, que, chez quelques personnes atteintes de la maladie en question, cet organe rejette pendant l'acte digestif. C'est telle ou telle espèce de substance nutritive, tantôt liquide, tantôt solide, dont, chez quelques sujets, le ventricule se débarrasse de suite ou seulement plusieurs heures après qu'elle a été prise, comme encore le troisième, le quatrième, le cinquième jour, par une sorte de triage, et malgré l'obstacle que tous les repas subséquents devraient apporter à l'accomplissement de ce phénomène. Mais, quelles que soient la nature des vomissements, leur rareté ou leur fréquence, ainsi que leur promptitude ou leur lenteur, ils peuvent survenir, soit d'eux-mêmes, soit seulement après avoir été provoqués par la volonté des malades. Dans l'une et l'autre circonstances, ils peuvent également s'effectuer avec efforts comme sans efforts, et amener un soulagement plus ou moins immédiat et complet, ou bien n'avoir lieu qu'après des souffrances très-souvent intolérables, auxquelles il arrive de se dissiper de suite comme de persister plus ou moins de temps. A l'égard du volume que présente le ventre, tandis que l'épigastre de certains sujets conserve une forme assez normale, celui de plusieurs est ballonné, résistant, plutôt qu'affaissé ; chez quelques-uns, cette région devient en outre bosselée. Mais ce ballonnement, cette rénitence, ces saillies, considérables parfois, peuvent ne pas exister uniquement dans la fraction de l'abdomen occupée par l'estomac ; lequel, parfois aussi, fournit alors, pour peu qu'on l'agite, la sensation d'un liquide ballotté au milieu d'une masse de gaz : ces derniers symptômes s'étendent plus ou moins aux régions voisines, en se continuant même dans l'intervalle des digestions, mais, assez généralement, sans la douleur qui, d'ordinaire, accompagne ces mêmes symptômes pendant la durée de cette fonction. Pour les garde-robes, toujours irrégulières dans cette maladie, elles sont tantôt rares et dures, tantôt fréquentes et molles; elles sont quelquefois rendues sans trop de difficultés, mais le plus souvent précédées de grands efforts. — Comme cette gastrite ne se borne presque jamais à ces diverses modifications, bien qu'elles soient très-nombreuses, j'en ai à rapporter d'autres que voici : Des douleurs cérébrales qui, rarement habituelles, surviennent de temps en temps; des battements de cœur qui, aussi peu constants, se montrent, de même, par intervalles; une difficulté de respirer, dont l'apparition a lieu, se dissipe et revient à des époques plus ou moins éloignées, puis se trouve suivie d'une toux dont les accès, aussi peu réguliers que durables, se font sans expectoration ou provoquent la sortie de quelques crachats muqueux, glaireux; un sommeil entremêlé de rêves auxquels il arrive d'être aussi multipliés que fatigants. De plus, l'amaigrissement, commun à tous ces sujets, se produit quelquefois excessif; et la faiblesse, aussi généralement répandue, ne permet pas toujours à quelques-uns de se livrer au plus simple exercice. En outre, divers points de leur être sont soumis à des sensations qui, aussi supportables que fugaces dans le plus grand nombre des cas, se changent, dans certains autres, en souffrances d'autant plus pénibles qu'elles durent alors davantage. Enfin, il peut se faire que la tristesse, éprouvée par ces malades, passe presque à l'état de morosité; que le peu de disposition qu'ils ressentent pour tout travail de corps ou d'esprit, devienne presque de l'incapacité; que la facilité avec laquelle ils se laissent impressionner, les rende d'une susceptibilité aussi désagréable pour eux-mêmes que pour ceux qui les approchent; sans oublier que les époques menstruelles, la plupart du temps retardées et diminuées, sont généralement précédées, accompagnées ou suivies de leucorrhée, même excessive.

Cette gastrite, à l'exemple de celles des conséquences les plus immédiates de notre fièvre lente, à propos desquelles nous ne jugerons pas utile d'indiquer ces particularités, ne se montre guère avant l'âge adulte, et n'est tenue sous la dépendance directe d'aucune saison, bien qu'on la voie augmenter dans les grandes chaleurs. — Cette gastrite, qui peut exister long-temps sans présenter la gravité que souvent elle acquiert, n'est autre chose que la fièvre lente décrite, arrivée à ce degré qu'elle influence toute l'économie, mais particulièrement l'estomac, d'une manière assez tranchée pour laisser croire primitive cette maladie secondaire. — Cette complication, car c'en est une plutôt qu'une nouvelle affection ajoutée à la première, provient, naturellement, de la marche fâcheuse que prend cette fièvre lente lorsqu'elle est négligée et surtout mal traitée; mais elle se forme avec plus ou moins de rapidité, selon une certaine prédisposition, en s'accompagnant parfois d'une réaction épigastrique, plus durable, plus prononcée et plus aiguë, d'habitude, que la réaction générale que j'ai dit survenir d'une manière insensible dans cette fièvre lente. — Quoique consécutive à cette dernière maladie qui peut la produire en s'aggravant, cette gastrite s'offre pourtant plus fréquente, par le motif qui sera exposé plus bas. —De ce qu'elle émane de la fièvre lente en question, il résulte que sa médication doit être la même que celle qui guérit cette maladie. Mais de ce que cette gastrite ne s'est établie qu'à la suite de l'accroissement des troubles fonctionnels qui constituent cette fièvre lente, il arrive aussi que, pour la détruire, il faut renforcer la médication que j'ai avancé être la plus efficace contre cette maladie fébriforme.

Cette gastrite est si bien le résultat de la durée de la fièvre lente à laquelle je fais allusion, qu'on ne la voit jamais survenir chez les sujets qui n'ont pas été atteints de cette dernière affection. — C'est précisément parce que cette gastrite est toujours consécutive à cette fièvre lente, que nous disons qu'elle la complique, au lieu de dire qu'elle vit par elle-même.

— On comprendra facilement que l'augmentation de gravité de cette fièvre lente, quelles que soient les causes qui l'aient engendrée, puisse et doive amener cette gastrite, si l'on réfléchit au lien existant, à l'état normal, entre tous les organes, entre l'estomac spécialement et le système organique où siège cette fièvre lente; si l'on réfléchit à l'influence morbide que l'espèce d'altération dont est frappé ce système, exerce, forcément, sur toute l'économie et sur l'estomac en particulier. — Quant au plus ou moins de rapidité avec laquelle cette influence se fait ressentir, cela tient surtout à la prédisposition, à une constitution stomacale originairement ou consécutivement débile. — Quant aux occasions qu'on trouve d'observer cette gastrite plus fréquemment que cette fièvre lente, elles dépendent de ce que la dernière de ces affections, se dissipant quelquefois d'elle-même, ainsi que j'ai eu soin de le mentionner, n'exige pas toujours, comme cette gastrite, l'intervention de l'art. — Mais cette intervention thérapeutique ne peut se borner à mettre en pratique la médication de la fièvre lente ci-dessus détaillée ; il lui est, de plus, indispensable d'en proportionner l'action à la force du mal. Aussi, outre la précaution avec laquelle nous prescrivons aux personnes affectées de cette gastrite, quelles doivent être leurs habitudes physiques et morales, jusqu'à quel degré elles peuvent occuper leur tête, se hasarder à être impressionnées, et surtout fatiguer leur corps, nous avons également le soin de préciser à ces sujets le nombre des repas qu'ils ont à faire, les aliments spéciaux dont il est utile que ces repas soient composés et leur quantité exacte, la dose, tant des amers que des aromates, dont l'usage est nécessaire, les moments auxquels l'administration de ces remèdes est le plus opportune, le temps durant lequel ils seront continués, ainsi que les stimulants internes et même externes, comme encore les dérivatifs cutanés, qu'il faut parfois y associer.

Paragraphe II.

Intestins.

Entérite.

Si c'est aux intestins que l'état morbide général sus-étudié se propage, il occasionne l'entérite que nous allons dépeindre.

Les malades qui portent cette entérite éprouvent, dans quelques-uns des symptômes de la gastrite dont je viens de traiter, les différences qui suivent : La soif ainsi que l'appétit, tout aussi viciés que dans cette dernière maladie, s'accompagnent, non de langueurs d'estomac, mais de malaises intestinaux, avec chaleur plutôt que sans chaleur; et ces malaises se calment de suite ou peu après l'arrivée soit des aliments, soit des boissons dans cet organe, tantôt pour ne plus reparaître avant que le besoin de se nourrir ou de se désaltérer se fasse sentir de nouveau, tantôt pour se réveiller dès que la substance, solide, sinon liquide, qui a été ingérée, chemine le long des intestins. Les digestions, tout aussi pénibles, occasionnent, deux ou trois heures, en général, après qu'on a mangé, sinon après qu'on a bu, des coliques avec ou sans borborygmes, au lieu d'aigreurs, de rapports ou de vomissements ; et la rétraction, mais plus généralement le météorisme qui suit cette fonction, plutôt que d'occuper d'une manière plus particulière l'estomac, existe surtout à l'ombilic, région qui, ainsi que nous l'avons vu pour celle de l'épigastre dans la gastrite en question, peut par intervalles, même en dehors de l'acte digestif, s'affaisser, mais plus habituellement faire saillie. A l'égard des évacuations alvines, qui sont encore plus anormales que dans cette maladie, elles ne s'effectuent, d'ordinaire, qu'après constipation en entraînant ou non des mucosités, ou bien que par dévoiement suivi ou non d'ardeur ressentie au dos.

De même que les symptômes constitutifs de la gastrite étudiée, ne se montrent pas constamment uniformes chez toutes les personnes atteintes de ce mal, les symptômes caractéristiques de cette entérite, offrent plus ou moins de diversité. Ainsi, la soif est aussi fatigante chez quelques sujets qui parviennent difficilement à l'étancher, que l'appétit se montre impérieux chez quelques autres qui n'osent pas le satisfaire, tant ils redoutent les souffrances qu'amène la présence des moindres ingesta. Ainsi, les malaises éprouvés dans les intestins, lors même que cette partie des organes abdominaux est vide, à peine perçus par beaucoup de ces malades, deviennent intolérables pour certains autres. Ainsi, les coliques occasionnées par la digestion, sont très-supportables à plusieurs, au lieu qu'elles acquièrent de l'intensité chez d'autres aussi qui les voient s'accompagner de flatuosités, dont les déplacements subits sont entremêlés de bruits, parfois assez forts : ces derniers sujets comparent la douleur qui résulte de ces coliques, à une véritable torsion, que la plus légère pression exaspère. Disons encore que si la rétraction, mais surtout le météorisme qui existe avec ces souffrances, se manifeste peu sensible chez quelques-unes de ces personnes, chez d'autres la région intestinale est affaissée, mais plus souvent distendue outre mesure. Enfin, tandis que les garde-robes n'ont lieu, chez tels de ces sujets, que de loin en loin, avec excrétion plus ou moins abondante de glaires, qui peuvent se trouver mêlées à du sang, les selles se produisent, chez tels autres, cinq, dix, quinze fois, si ce n'est davantage, dans la journée, et le plus souvent avec des cuissons mordicantes.

Dans ce cas morbide, ce sont les intestins qui se trouvent plus particulièrement influencés par le degré qu'a atteint la fièvre lente dont il a été question.— Cette variété de complication de cette maladie, un peu moins commune que la variété précédente, s'opère, d'une manière aussi naturelle que cette dernière, d'après l'aggravation de cette fièvre lente. — A son exemple également, elle s'établit avec d'autant plus de facilité qu'on y est plus prédisposé. — A son exemple encore, elle réclame une augmentation de puissance dans le traitement que j'ai préconisé contre cette fièvre lente.

D'après les détails dans lesquels je suis entré, pour prouver que la fièvre lente décrite en premier lieu, ne tarde pas, en s'aggravant, à produire la gastrite étudiée en second lieu, lorsque surtout le corps est prédisposé à cette complication, on jugera aisément que cette même fièvre lente ne manquera pas d'amener cette entérite, plutôt que la gastrite mentionnée, si, outre l'influence plus directe, sur les intestins de certaines des causes qui ont agi, cette partie de l'appareil digestif du sujet se trouve moins résistante que l'estomac, que le foie, que tout autre organe.— Pour le moins de fréquence avec laquelle se montre cette nouvelle complication de ma fièvre lente, elle résulte, non-seulement de ce que les causes du mal exercent moins habituellement leur action sur les intestins, mais encore de l'importance plus grande que la Nature a dévolue à cette partie de l'appareil digestif. — Ce sont ces mêmes raisons qui nous obligent d'accroître, pour guérir cette entérite, la médication de la fièvre lente qui l'engendre. Aussi, commençons-nous par ajouter à cette médication l'ensemble des moyens réclamés par la gastrite, qu'on a vu compliquer cette maladie générale plus souvent que ne le fait cette entérite. Il ne reste, ensuite, qu'à approprier à la circonstance l'emploi de ces divers agents curatifs, sans oublier de leur associer les astringents ou les relâchants, intérieurs et même extérieurs, lorsque ces nouveaux remèdes deviennent nécessaires.

Paragraphe III.

Foie.

Hépatite.

La diminution de la vitalité de la classe à laquelle je fais allusion, influence-t-elle le foie, elle engendre l'hépatite qui va être décrite.

Les sujets qui souffrent de cette hépatite, présentent quelques modifications dans les symptômes de la gastrite et de l'entérite étudiées. La peau reste sèche, et le teint verdâtre; les urines sont d'une nuance citrine; la langue est jaune, et la bouche amère. De plus, il existe, au-dessous des fausses-côtes droites, un embarras, accompagné ou non d'empâtement, de chaleur, et qui se dissipe immédiatement après l'ingestion de la nourriture, soit pour ne plus reparaître avant que le sentiment de la faim ou de la soif ait lieu, soit pour se renouveler, avec ou sans vomissements, dès que les parties assimilables des aliments, charriées par l'absorption, traversent le foie. En outre, la constipation est habituelle.

Ainsi que les symptômes constitutifs de la gastrite et de l'entérite mentionnées, les symptômes caractéristiques de cette hépatite n'ont pas toujours une égale intensité. La sécheresse de la peau peut être à peine sensible, ou rendre ce tégument très-rugueux; sa teinte, plus ou moins verdâtre, peut aller jusqu'à la teinte cuivrée; la nuance citrine des urines devient parfois safranée; et, de même que l'enduit jaune de la langue paraît souvent tout-à-fait vert, le goût d'amertume qu'elle transmet, acquiert souvent le degré du fiel. A l'égard de l'embarras existant au foie, il peut se changer en douleur, même aiguë, avec tension et ardeur, même considérables; sensations morbides qui, sous l'influence de la digestion, se dissipent entièrement, ou s'accroissent jusqu'à produire des souffrances atroces, plus ou moins prolongées, et terminées quelquefois par des vomissements. Au sujet de la rareté des selles, si, au lieu de durer seulement deux ou trois jours, comme elle dure d'habitude dans cette maladie, la constipation persiste six, douze, dix-huit jours et davantage, dans ces cas extrêmes elle se relâche, par moments, de sa ténacité pour faire place à un flux de bile cuite et âcre.

Dans ce cas pathologique, le foie se montre, plutôt que l'estomac ou les intestins, influencé par le degré de gravité qu'a atteint la fièvre lente décrite. — Cette nouvelle variété de complication de ma fièvre lente, encore moins commune que l'entérite formant la variété de complication de cette maladie que j'ai dû placer la seconde, s'opère par des phénomènes qui sont analogues, dans le mode de leur succession et le plus ou moins de rapidité de leur marche, à ceux produisant cette entérite et la gastrite qui a été étudiée. — De même aussi que ces dernières conséquences de ma fièvre lente, cette troisième complication de cette maladie exige, pour guérir, que leur traitement soit approprié à sa résistance plus grande.

Nous ne croyons pas avoir besoin, après les raisons alléguées pour établir que la fièvre lente occasionne, par son aggravation, la gastrite et l'entérite ci-dessus relatées, de démontrer qu'il peut se faire que ce premier état morbide engendre l'hépatite en question. Il suffit, pour que cette nouvelle complication ait lieu, préférablement à l'une ou à l'autre de celles déjà mentionnées, que certaines d'entre les causes de cette maladie générale agissent d'une manière plus directe sur le foie. — La rareté proportionnelle de cette troisième conséquence de la fièvre lente décrite, provient principalement du peu de fréquence avec laquelle ces causes agissent sur cet organe. — Pour la puissance de traitement exigée par la résistance intrinsèque de cette hépatite, on la trouve, d'ordinaire, dans l'usage de la médication de cette fièvre lente, augmentée des moyens composant la médication de la gastrite et de l'entérite que nous avons dit compliquer cette affection générale. Mais ajoutons qu'il faut, quelquefois, remplacer par des purgatifs les relâchants, et surtout les astringents que peut avoir demandés la seconde de ces complications.

Paragraphe IV.

Reins.

Gravelle.

Quand le mode pathologique général dont il est question, porte son action sur les reins, il s'ensuit la gravelle ci-après relatée.

Dans cette gravelle, le sujet rend une urine qui dépose habituellement une matière sableuse, et dont la quantité augmente lorsqu'il éprouve un trouble plus considérable qu'à l'ordinaire dans la calorification, les sécrétions et les excrétions cutanée, intestinale ainsi que pulmonaire, ou bien dans la sensibilité générale... ; lorsque surtout ce trouble est ressenti dans toutes ces fonctions à la fois.

Les symptômes de cette gravelle n'ont pas toujours de l'uniformité. Et, d'abord, il peut arriver que les urines ne se montrent guère plus fréquentes qu'à l'état normal, ou bien qu'elles soient plus ou moins réitérées. Ensuite, elles peuvent être à peine troubles, ou bien encore avoir presque entièrement perdu leur transparence. Il n'est pas rare aussi de les voir tout à la fois, et se montrer avec cette fréquence, et avoir lieu avec cette altération dans leur limpidité. Pour ce qui a trait à la matière sableuse qui forme le caractère pathognomonique de cette gravelle, si les variétés que cette production morbide peut présenter, se bornent, à l'égard de son aspect, à un peu plus ou à un peu moins de coloration, de consistance, de liaison entre ses molécules propres, les variétés de sa quantité ont plus d'extension : cette quantité, en effet, presque imperceptible dans certains cas, est très-apparente dans d'autres, au nombre desquels on en rencontre où elle se sécrète assez abondante. Ajoutons que, si le désordre ressenti, d'habitude, par ces malades dans la chaleur générale, dans les sécrétions et les excrétions de la peau, des intestins ainsi que des poumons, comme également dans la sensibilité..., est à peine marqué, il peut devenir, parfois, considérable.

C'est même quand les fonctions de la trame cellulo-vasculaire primitive et commune se troublent à un degré plus prononcé, que la gravelle en question est plus abondante. — J'ai déduit de ce rapport entre l'augmentation de la matière sécrétée qui caractérise cette dernière maladie, et du désordre des fonctions départies au système organique précité, que cette gravelle est consécutive à la fièvre lente. — J'ai déduit aussi de ce rapport que le traitement de cette gravelle doit être celui de cette affection générale, accru des agents propres à diminuer l'activité présente des organes rénaux.

Après m'avoir accordé que la fièvre lente a pu, dans certaines circonstances, influer sur tel ou tel des organes digestifs, de façon à produire celles de ses complications précédemment étudiées, on me concèdera, je pense, que, dans des circonstances analogues, cette maladie générale pourra agir sur les reins, de façon à produire la sécrétion sableuse qui caractérise cette gravelle. — Je suis donc en droit d'établir que cette gravelle n'est autre chose qu'une diminution de la vitalité de toute l'économie, diminution de vitalité qui réagit d'une manière plus particulière sur les reins. — Je suis donc en droit d'établir aussi que le traitement de cette nouvelle complication de la fièvre lente, ne diffère pas de celui de cette dernière affection. Seulement il est nécessaire, ici, d'équilibrer, à l'aide des moyens qui passent pour en avoir la vertu, les sécrétions et les excrétions de tout le corps, sans oublier de corriger la composition chimique du sang selon qu'il paraît indiqué de le faire.

Paragraphe V.

Vessie.

Catarrhe Vésical.

La fièvre lente dont il a été traité, intéresse-t-elle la vessie, elle fait naître le catarrhe vésical dont voici la description.

Les caractères de ce catarrhe de la vessie sont des envies d'uriner répétées, durant l'intervalle desquelles il y a une sorte de pesanteur à l'hypogastre. Une démangeaison, au gland chez l'homme, à la vulve chez la femme, précède la cuisson qui est occasionnée par le passage d'urines plus ou moins troubles, et assez abondantes ; cuisson qui continue à se faire sentir, pendant quelques instants, après leur émission. — En outre, les malades qui souffrent de ce catarrhe vésical, ont, de temps en temps, soit des frissons, soit une chaleur vaporeuse, la peau sèche ou humide, le pouls faible ou irrégulier ; ils sont même d'une sensibilité inquiète.....

Les symptômes de ce catarrhe vésical présentent certaines variétés. Ainsi, les envies d'uriner, au lieu de ne se renouveler qu'à une certaine distance les unes des autres, sont parfois incessantes ; et la pesanteur qui existe à l'hypogastre dans l'intervalle de leur émission, peu marquée d'habitude, est exceptionnellement prononcée. Ainsi, la démangeaison ressentie aux régions génitales précitées et qui, non-seulement précède la cuisson occasionnée par le passage des urines, mais encore s'entretient quelques instants après leur sortie, à peine sensible d'ordinaire, peut devenir fatigante; et cette cuisson, d'un degré médiocre le plus souvent, ne laisse pas d'en atteindre quelquefois un plus élevé. Quant à la nuance de ces urines, si la plupart du temps elle n'est que trouble et comme nuageuse, en certains moments elle se trouve épaisse et comme bourbeuse. — Relativement aux modifications que les malades atteints de ce catarrhe de la vessie éprouvent, par intervalles, dans la calorification, la sécrétion et l'excrétion cutanée, la force et le rhythme du pouls, ainsi que dans la sensibilité générale..., assez peu tranchées ordinairement pour que ces malades ne s'en plaignent pas, ces modifications sont telles parfois, qu'ils ne cessent d'attirer l'attention du médecin sur l'état anormal de ces fonctions.

L'altération de ces fonctions préexiste à ce catarrhe vésical. — De cette appréciation il résulte, d'abord, que cet état morbide de la vessie est secondaire à cette affection du réseau générateur commun et primitif (notre fièvre lente); il résulte, ensuite, que le traitement du catarrhe vésical en question, est le traitement qui guérit cette maladie générale, mais augmenté des moyens qu'on sait amoindrir sa réaction trop grande sur le réservoir de l'urine.

Je ne crois pas avoir besoin d'expliquer, ni comment le trouble des fonctions sus-désignées (ma fièvre lente) se comporte pour influer sur la vessie de la manière indiquée, ni comment la médication qui réussit contre cette maladie de tout le corps, produit le même effet dans ce catarrhe vésical. Mais j'ai à dire que, pour atteindre ce but plus rapidement, il faut mettre la vessie dans des rapports, aussi parfaits que possibles, avec le rectum et les organes sexuels, avec les reins et les autres sécréteurs, sans compter la nécessité qu'il peut y avoir, de faire un usage interne des médicaments benzoïques.

Paragraphe VI.

Rectum.

Hémorrhoïdes.

Lorsque c'est le rectum qu'atteint la fièvre lente en question, elle produit les hémorroïdes dont les caractères suivent.

Les symptômes spéciaux de ces hémorrhoïdes consistent en des engorgements sanguins, de volume peu saillant, de forme variqueuse et de nuance bleuâtre; lesquels, occupant la région inférieure de l'intestin rectum, ne fournissent aucun écoulement sensible, ou laissent, par temps, suinter soit des mucosités, soit du sang; lesquels aussi, siégeant à l'intérieur plutôt qu'à l'extérieur de cette région, gênent plus ou moins la défécation, et s'accompagnent, par intervalles, de picotements, même de cuissons à l'anus. — Ces symptômes sont concomitants d'une constipation qui est devenue habituelle, après avoir été précédée, durant plus ou moins de temps, par un désordre dans la calorification, les sécrétions et les excrétions, la nutrition, comme dans la sensibilité générale, par un désordre aussi dans la digestion, la circulation, la respiration, comme dans les fonctions cérébrales. De plus, le teint de ces hémorrhoïdaires, naturellement pâle ou jaune, paraît terne.....

Les caractères particuliers de ces hémorrhoïdes varient assez. Ainsi, l'engorgement sanguin qui les constitue, est simple ou multiple; la saillie que son peu de volume fait à la marge de l'anus, est très-inégale; l'aspect variqueux de sa forme prend, en quelques points de son étendue, l'aspect olivaire; et sa couleur ordinairement bleue, s'offre parfois rougeâtre. Ainsi, tandis que le suintement, muqueux ou sanguin, que cet engorgement hémorrhoïdal laisse transsuder, est faible dans la majorité des cas, il se produit assez abondant dans quelques-uns; et, tandis que ce dernier symptôme apparaît rarement chez la plupart de ces malades, il se réitère davantage chez certains d'entre eux. Quant à l'étendue occupée par cet engorgement, au lieu d'être bornée à l'orifice de l'anus, il arrive qu'elle gagne un peu en deçà de cette ouverture. Pour la défécation, elle est à peine gênée par cet engorgement, ou bien elle peut, à cause de sa présence, s'opérer avec douleur. A l'égard du sentiment de démangeaison et même d'ardeur locales, dont cette fonction s'accompagne, s'il n'est éprouvé que de loin en loin par le plus grand nombre de ces malades, il ne laisse pas de se renouveler assez souvent chez certains d'entre eux. Relativement à l'habitude de constipation que tous ces hémorrhoïdaires accusent, peu marquée d'ordinaire, elle se trouve parfois assez prononcée. — Nous avons encore à noter que l'existence des troubles fonctionnels généraux qui précèdent ces hémorrhoïdes, est, au moins, de date éloignée, lorsqu'elle n'en a pas une très-ancienne; et que, si le visage de presque toutes les personnes atteintes de cette maladie offre une nuance terne, celui d'un petit nombre d'entre elles en a une terreuse.

Ces hémorrhoïdes sont restées méconnues, non-seulement parce qu'on ne tient pas assez compte des rapports de la muqueuse du rectum avec ses excitants particuliers, mais encore parce qu'on ignore de quel ensemble de mal provient le séjour prolongé, que font les matières fécales dans cette région des voies digestives. — C'est, en effet, à l'appréciation de ces rapports et à la découverte de l'affection générale d'où dépend cette stase des fèces, que nous devons la connaissance de la nature et du traitement de ces hémorrhoïdes.

L'étude raisonnée des liaisons qui, à l'état normal, existent entre la membrane interne du rectum et les résidus excrémentiels, explique, d'une manière satisfaisante, comment l'afflux sanguin, occasionné dans les petits vaisseaux de cette membrane par la présence momentanée de ces résidus, est employé à la sécrétion qui doit faciliter leur glissement lors de la défécation. Cette même étude, faite à l'état anormal, démontre, d'une manière aussi concluante, comment la présence trop prolongée des matières stercorales dans cet organe, engorge les capillaires sanguins de la muqueuse dont il est tapissé, à un degré qui peut devenir assez considérable pour que la sécrétion, dont cet engorgement fournit les matériaux, ne le dissipe pas entièrement. Cette étude démontre encore que le retour, plus ou moins éloigné, mais successif, de cette cause d'excitation finit par laisser dilatée une portion de ces vaisseaux, dont quelques-uns, cédant davantage, produisent les saillies que nous avons dit exister parfois dans ce cas morbide, parmi les tumeurs variqueuses et peu élevées qui constituent communément ces hémorrhoïdes. — Quant à l'affection générale d'où provient cette stagnation des fèces, elle n'est autre que la fièvre lente si souvent rappelée en cet écrit. — De ce que ces hémorrhoïdes ont ce double principe, on conçoit que le traitement qu'elles réclament, doive agir contre l'une et l'autre de ces origines. Aussi, comprend-il d'abord les moyens qui guérissent cette fièvre lente; il comprend ensuite ceux qui peuvent remédier directement à la constipation, comme encore à l'engorgement vasculaire auquel cette constipation a donné naissance et qu'elle entretient. Mais il arrive qu'on se trouve obligé de compléter la médication par l'emploi, local, des résolutifs.

DEUXIÈME ORDRE.

Paragraphe unique.

Ensemble du Cerveau.

Douleurs Cérébrales ou Maux de Tête.

L'affaiblissement de l'économie qui s'est établi par la vie végétale ou de nutrition, porte-t-il, de préférence, son action sur l'ensemble du cerveau, il en résulte des douleurs cérébrales ou maux de tête dont voici le tableau.

Ces maux de tête se traduisent par des douleurs frontales, superficielles ou profondes, et primitivement intermittentes, mais ensuite à peine interrompues. Elles sont légères ou intenses, momentanées ou bien durables, et sourdes le plus souvent, mais aiguës quelquefois. Elles sont aussi calmées ou accrues, d'après le degré du mal, par le travail d'esprit, même par les fatigues physiques, ou simplement par l'acte digestif. A ces douleurs il se joint une diminution dans la puissance de l'intelligence, l'étendue de la mémoire, dans la portée de la vue, la finesse de l'ouïe, la délicatesse du toucher, ainsi qu'une somnolence, à moins que le sujet qui les accuse, ne se trouve en proie à un accès de souffrances. A ces douleurs il se joint aussi un ralentissement dans les rhythmes de la respiration et de la circulation, ainsi qu'un accablement musculaire, à moins encore que le malade ne se trouve agité par un surcroît de mal. — En outre, ces symptômes sont toujours précédés d'un trouble, presque permanent, dans la chaleur, la transpiration, les urines, la digestion...., ainsi que d'un trouble, non moins habituel, dans la sensibilité, la physionomie... ; dernières lésions fonctionnelles dont l'existence est plus ou moins ancienne.

Les caractères distinctifs de ces maux de tête ne sont pas uniformes chez tous les sujets. En effet, la douleur, au lieu de borner son siège à la partie moyenne du front, de ne pas s'élever au-delà de sa zône sus-orbitaire, peut occuper toute l'étendue de cette région, et même en dépasser les limites. Au lieu de rester assez extérieure pour que les malades qui l'éprouvent, la localisent dans les téguments dont cette partie du corps est revêtue, il arrive à cette douleur de devenir profonde à ce point, que ces malades l'accusent dans les os que ces téguments recouvrent, et même dans la fraction du cerveau qui leur correspond. Puis encore, au lieu de ne se montrer que de loin en loin, ainsi que dans le principe de sa formation, il n'est pas rare de trouver de la permanence dans cette sensation, et, le plus souvent, des redoublements. En effet aussi, la douleur, plutôt que de persister à être supportable, même lorsque son état, le plus ordinaire, de simple tension, de simple embarras, de simple empâtement, se change en état, accidentel, de pulsations, d'élancements, de déchirements, peut se développer jusqu'à être atroce. Plutôt que de se dissiper rapidement dans les cas où elle n'est pas habituelle, cette douleur persiste plus ou moins. Puis encore, plutôt que de se conserver peu aiguë pendant toute sa durée, cette sensation revêt, de prime-abord, un caractère d'acuité qu'elle ne quitte guère. C'est quand ces maux de tête sont bornés à la région frontale, moyenne ou sourcillère, ne dépassent pas l'épaisseur des tissus mous qui recouvrent ces parties, ne reviennent que rarement; ou bien lorsque, conservant leur caractère bénin de tension, de gêne, d'empâtement, ils restent légers, passent avec rapidité, sont peu vifs, que l'exercice, l'étude, voire la digestion, les diminue, les dissipe, même si l'action musculaire est assez prolongée, si l'occupation intellectuelle est assez soutenue, si l'alimentation a été assez copieuse. C'est aussi quand ces maux de tête occupent la totalité du front, et surtout gagnent ses parties voisines, correspondent aux os, et surtout au cerveau, se font sentir continuellement, et surtout avec exacerbations; ou bien lorsque, se changeant en pulsations, élancements, déchirements, ils deviennent intenses, sont durables, se conservent violents, que l'occupation intellectuelle, l'action musculaire, voire l'acte digestif, les augmente, les redouble, même si le travail d'esprit est peu soutenu, si l'exercice du corps est peu prolongé, si les organes abdominaux ont peu à faire. J'ai dit qu'à ces douleurs s'ajoutait une diminution dans la puissance de l'intelligence, l'étendue de la mémoire, dans la portée de la vue, la finesse de l'ouïe, la délicatesse du toucher; qu'il s'y joignait aussi une somnolence. Chez ces malades, en effet, le cerveau devient paresseux, impropre à méditer; la mémoire perd de son étendue, se montre infidèle; l'œil s'affaiblit, se trouble même; l'oreille n'est plus sûre, s'endurcit presque; le toucher s'émousse, erre parfois; et le besoin de dormir devance l'heure habituelle, se prolonge au-delà du réveil accoutumé, se fait ressentir dans le courant de la journée. Mais, ces sujets sont-ils surexcités par un surcroît de mal, la scène peut changer, momentanément toutefois : ainsi, il arrive alors que les facultés intellectuelles acquièrent de la puissance; que les souvenirs se retracent exacts, que chaque sens recouvre sa rectitude première; état, accidentel, d'éréthisme qui recule le moment où de coutume vient le sommeil, et ne le laisse pas toujours calme. J'ai dit également qu'à ces douleurs s'ajoutait un ralentissement dans le rhythme de la respiration et de la circulation; qu'il s'y joignait aussi un accablement physique. Chez ces sujets, en effet, l'inspiration est incomplète, l'expiration se passe inaperçue; les mouvements du cœur sont faibles, rétrécis, avec de la dyspnée plutôt que sans dyspnée; et le besoin de repos, celui d'inaction, se réitère, est permanent pour ainsi dire. Mais, ces malades se trouvent-ils en proie à un accès de souffrances, les choses peuvent prendre une allure opposée, pour un temps limité à vrai dire : ainsi, il arrive alors que la poitrine dilate ses parois, active ses mouvements; que le cœur élargit ses cavités, précipite ses contractions, et, pour l'ordinaire, avec un sentiment de bien-être, durant lequel les forces générales sont moins affaissées, se relèvent même pendant quelques instants. — Quoiqu'elle soit moins saillante que dans les symptômes précédemment étudiés, la non-uniformité du trouble, presque continuel, qu'on observe dans la chaleur animale, la sueur, les urines, la digestion chez les malades atteints des douleurs de tête en question, n'en existe pas moins réelle. La preuve, c'est que ces malades éprouvent des frissons passagers ou assez persistants, légers ou prononcés, tantôt généraux et tantôt partiels, ou bien des chaleurs non moins variables eu égard à leur durée, à leur intensité, aux régions du corps sur lesquelles elles se font ressentir; c'est que la peau paraît sèche, aride même, ou bien humide, ruisselante, par intervalles; c'est que la vessie se contracte, rarement ou fréquemment, pour rendre beaucoup ou peu d'urine, soit claire, soit trouble; c'est qu'enfin, les organes digestifs appètent par moments, repoussent dans d'autres, les aliments, les boissons, substances sur lesquelles ces organes agissent d'une manière plus ou moins anormale, tant pour en préparer l'assimilation intime, que pour en rejeter les résidus impropres à la nutrition..... Même remarque à propos du peu d'uniformité qui a lieu dans le trouble, non moins constant, qui se passe dans la sensibilité générale, dans la physionomie propre aux personnes affectées de ces douleurs de tête ; car, délicate ou obtuse, étendue ou restreinte, cette sensibilité les laisse, à un degré qui varie, impressionnables, insensibles ; car, mobile ou impassible, agitée ou calme, cette physionomie traduit assez exactement l'état, plus ou moins maladif, de leurs nerfs, de leur esprit, de leur âme.

Ces douleurs cérébrales, qui s'offrent presque aussi fréquentes que la gastrite ci-dessus étudiée, ont lieu à la même époque de la vie, restent aussi indépendantes des saisons, et peuvent durer autant d'années que cette affection, comme acquérir, à la longue, une intensité égale. — Pour apprécier avec exactitude et traiter efficacement ces douleurs cérébrales, il faut commencer par connaître l'état anormal dans lequel se trouve, depuis plus ou moins de temps chez les sujets porteurs de ces maux de tête, le réseau élémentaire primitif et commun qui est le siége de la fièvre lente décrite, puis se rendre compte de l'action que cet état morbide de ce système organique produit sur la vitalité de l'ensemble du cerveau.

Nous avons vu comment notre fièvre lente agissait sur tels ou tels des organes digestifs pour créer celles de ses complications déjà étudiées. C'est par une filiation de phénomènes du même ordre que cette fièvre lente amène les douleurs cérébrales dont il est question. Les personnes qui en sont atteintes, en effet, souffrent, plus ou moins anciennement, de cette première affection avant d'éprouver ces maux de tête ; ils n'apparaissent que lorsque la totalité du cerveau se trouve, à cause d'une débilité native ou acquise, plus attaqué que nul autre organe de l'économie, par la lésion sus-désignée de sa trame cellulo-vasculaire générale. — De la manière dont se forment ces maux de tête, il résulte que leur médication veut être celle de la fièvre lente qui les engendre, mais long-temps soutenue, et aidée de plus de repos du corps, de plus de tranquillité de l'âme, de moins de fatigue d'esprit, de moins d'excitation des sens, aidée aussi, pendant les crises, des sédatifs du cerveau, externes sinon internes.

TROISIÈME ORDRE.

Paragraphe Ier.

Cœur et Troncs Artériels.

Anévrisme.

L'affaiblissement que nous entendons désigner, attaque-t-il, d'une manière plus directe, le cœur, les grosses artères, il produit un anévrisme que nous allons décrire.

Dans cet anévrisme les malades, dont le visage est plutôt terne que jaune ou violacé, accusent des mouvements désordonnés dans la région du cœur, au creux de l'épigastre, aux parties latérales du cou, comme dans tels autres points du corps, avec ou sans douleur précordiale, avec ou sans infiltration des jambes et bouffissure de la face. — Outre ces symptômes spéciaux, ces malades ont l'estomac dérangé plus ou moins, et même la tête embarrassée.

Ces mouvements anormaux, qui sont classés sous le terme générique d'anévrismes, et prennent la dénomination plus particulière de palpitations quand ils se passent dans le cœur, de battements lorsqu'ils ont lieu au tronc cœliaque ou épigastrique, de pulsations si c'est dans les carotides ou dans telles autres artères principales qu'ils se manifestent, varient beaucoup selon les sujets qui en sont atteints, ainsi que les phénomènes secondaires qu'ils occasionnent plus ou moins nécessairement, soit d'après leur ancienneté ou leur intensité, soit seulement d'après l'organisation propre de ces sujets. J'en ai traité, en effet, chez lesquels ces mouvements anévrismaux étaient rares autant que faibles; d'autres, qui les avaient fréquents autant que forts et durables. Il se trouvait même de ces personnes chez lesquelles ces mouvements existaient presque continuels, et redoublaient par la plus légère émotion, par la moindre fatigue, au point d'être perçus à travers les vêtements, d'empêcher ces malades de proférer une seule parole, de les arrêter presque dans leur marche. J'ai traité aussi de ces sujets chez lesquels ces mouvements anévrismaux se passaient sans complication apparente, quelles que fussent la rareté ou la fréquence de leur retour, la durée plus ou moins prolongée de leur période, la légèreté ou la violence de leur action; d'autres encore qui, par intervalles, voyaient ces mouvements suivis de malaises précordiaux, de dyspnée, mais pure et simple. Il était en outre de ces personnes chez lesquelles ces palpitations, ces battements, ces pulsations avaient lieu, par intervalles aussi, compliqués de douleurs cardiaques plus ou moins vives, d'oppression plus ou moins suffocante, et qu'accompagnait une toux, sèche le plus souvent, mais parfois humide, qu'accompagnaient même des crachats striés de sang. J'ai traité pareillement de ces anévrismatiques dont les chairs conservaient un degré de volume et de consistance assez naturel, malgré l'intensité qu'avait acquise leur affection; tandis que d'autres présentaient un état œdémateux des pieds seulement, ou des membres inférieurs en entier, ou de ces membres encore avec le ventre et les mains, voire même des joues avec également les paupières, sans que cette complication se soit opposée à ce qu'ils guérissent après un délai plus ou moins long. Rapportés plus spécialement au cœur par quelques-unes de ces personnes, ces mouvements anormaux étaient rapportés aussi à l'estomac par plusieurs d'entre elles; ils étaient encore accusés le long du cou par un petit nombre; et, en outre, dans les principales artères par certaines de ces personnes. — Terminons en disant que ces anévrismatiques éprouvent, momentanément, des langueurs d'estomac, des renvois et même des vomissements; que, de temps en temps aussi, ils éprouvent des pesanteurs de tête, une paresse intellectuelle et même une répugnance à fixer leur attention.

Cet anévrisme paraît au même âge que la gastrite dont j'ai traité, dépend aussi peu qu'elle des diverses périodes de l'année, et peut avoir une durée non moins ancienne, comme finir par atteindre la même gravité. — On n'apprécie bien la nature de cet anévrisme qu'en tenant compte de l'action que ne tarde pas à exercer, sur le cœur ou sur les troncs artériels, la fièvre lente ci-dessus étudiée ; et l'on ne traite convenablement ce même anévrisme qu'en ayant connaissance de la médication de cette fièvre lente. J'ai maintes fois constaté cette double nécessité, car cette complication de cette maladie du corps entier se montre presque aussi fréquente que sont répandues celles de ses complications siégeant sur l'estomac, les intestins, le foie ou l'ensemble du cerveau, et dont nous avons traité dans les paragraphes auxquels elles ont donné leur nom.

L'influence que nous attribuons ici à notre fièvre lente, sera facilement admise par les esprits qui se seront pénétrés de la nature propre à cette affection générale, du genre de constitution qui dispose à la contracter, des causes qui l'occasionnent et l'entretiennent, de la médication qui la détruit..... Ils comprendront très-vite, en effet, qu'en se prolongeant, la fièvre lente doit détériorer toute l'économie, et que cette détérioration peut être ressentie par le cœur ou les grosses artères, plutôt que par l'un ou l'autre, soit des organes, soit des groupes d'organes qui, en traduisant ce mal à la faveur de circonstances étrangères ou inhérentes à leur conformation, ont fait naître telle ou telle autre des complications de ce mode pathologique principal décrites antérieurement. — Pour la prédisposition qui conduit le cœur, les troncs artériels, à réfléchir de la sorte le trouble fonctionnel dans lequel notre fièvre lente a plongé l'ensemble du corps, elle est du même genre que la prédisposition qui conduit les parties organiques, simples ou complexes, que je viens de désigner, à traduire, d'après leur manière de sentir, cet état anormal de l'économie : une faiblesse, innée ou accidentelle, du cœur, des grosses artères. — Même analogie au sujet du traitement que réclame cette nouvelle complication de ce mode pathologique, car elle cède, ainsi que les précédentes le font, au traitement de la fièvre lente. Mais ce résultat est amené avec d'autant plus de rapidité qu'on évite tout ce qui peut refouler le sang vers le cœur, vers les troncs artériels, ou l'y retenir trop de temps, et que, lors des crises, on ajoute à l'efficacité de ces moyens par les sédatifs du système sanguin, employés localement, sinon généralement.

Paragraphe II.

GLANDES DE LA MEMBRANE INTERNE DES VOIES AÉRIENNES.

Catarrhe Pulmonaire ou Rhume Chronique.

La lésion vitale de la classe à laquelle je fais allusion, se réfléchit-elle sur les glandes de la membrane interne des voies aériennes, elle donne lieu au catarrhe pulmonaire ou rhume chronique ci-dessous mentionné.

Dans ce catarrhe pulmonaire les malades, qui sont à peine ou assez oppressés quand ils parlent, soit quelque temps, soit haut, et particulièrement lorsqu'ils marchent un peu vite ou montent un escalier, qui, en outre, éprouvent des palpitations proportionnées à cette oppression..., ces malades se plaignent d'avoir à la région antérieure et inférieure du cou, comme encore derrière le haut de l'os sternum, une sorte de chatouillement, bientôt suivi d'une toux qui amène une certaine quantité de crachats, dont la forme, la consistance, la saveur et la nuance sont en rapport avec la constitution des sujets et aussi avec la violence du mal. Ces symptômes qui, d'ordinaire, apparaissent vers le matin, dès que l'on s'agite dans le lit ou seulement lorsqu'on en sort, peuvent cesser complètement dans le reste de la journée pour ne revenir que le lendemain à ces moments-là, ou bien ne font que diminuer d'intensité durant le jour pour, après avoir assez généralement discontinué pendant la nuit, reparaître, comme en ce premier cas, dans la matinée suivante, et ainsi, successivement ou par intervalles, selon la gravité de l'affection, la résistance propre au malade.... Ajoutons que ces personnes ressentent de l'inappétence avec ou sans nausées, de la céphalalgie avec ou sans pesanteur de tête, et qu'elles accusent de l'amaigrissement, comme aussi de la lassitude.

Les caractères spéciaux de ce rhume chronique varient communément. Il peut se faire, en effet, que le chatouillement ressenti à la région laryngienne, et même aux anneaux supérieurs de la trachée-artère, par tous ces catarrheux, peu sensible chez les uns, soit plus marqué chez les autres. Il peut se faire également que la toux qui suit ce symptôme, faible chez tels de ces catarrheux, existe plus prononcée aussi chez tels autres. Des différences, non moins tranchées, sont observées à propos de la matière de l'expectoration que cette toux amène, en petite quantité ou assez abondante. Ainsi, la matière expectorée est de forme filante et quelque peu étendue, ou de forme ramassée, soit par fusion moléculaire, soit par grumeaux, et en volume de peu de dimension; comme encore, cette matière est de consistance molle et sans grande adhérence, ou de consistance compacte et assez résistante. Ainsi, l'expectoration est sans saveur, ou bien elle en a une, tantôt fade, tantôt salée; comme encore, cette expectoration a une nuance aqueuse, ou bien elle est d'un blanc, soit mat, soit nacré, et même peut paraître d'une couleur grisâtre. C'est surtout quand les crachats présentent ce dernier aspect qu'ils induisent en erreur, particulièrement sur la véritable essence de ce rhume chronique. C'est également lorsqu'à l'un ou à l'autre de ces aspects de la matière expectorée se joignent de fréquents accès de toux, qu'on erre davantage sur le traitement rigoureux de ce rhume chronique. — Pour le degré auquel ces catarrheux ont l'estomac et le cerveau attaqués, il peut aller jusqu'à laisser ces personnes sans aucun appétit ou avec une digestion laborieuse des quelques aliments qu'elles se sont efforcées de prendre, jusqu'à rendre ces personnes sans aptitude à réfléchir ou avec le travail intellectuel passablement difficile. Pour le degré auquel l'embonpoint et les forces se trouvent lésés chez ces catarrheux, il lui arrive d'approcher du marasme et de l'anéantissement.

Ce catarrhe pulmonaire qui, à l'égal de l'hémoptysie et de l'asthme dont il va bientôt être question, ne s'observe guère avant la puberté et se montre en quelque saison que ce soit, peut exister bien long-temps ainsi que devenir très-intense. — On ne parvient pas à connaître la nature de ce catarrhe pulmonaire sans, d'abord, avoir apprécié la constitution, naturelle plutôt qu'acquise, qui prédispose à cette affection (le tempérament lymphatique avec teint originairement pâle); sans, ensuite, s'être rendu compte de l'état anormal dans lequel se trouve, alors, la trame élémentaire commune (notre fièvre lente); sans, enfin, avoir mesuré l'influence que ce mode pathologique général peut exercer sur les glandes de la muqueuse du larynx, de la trachée-artère et même des bronches. — Ce n'est aussi que par cette triple voie qu'on arrive à déterminer la médication qui guérit ce rhume chronique.

Les raisons physiologiques qui nous ont fait admettre l'influence de la fièvre lente sur ceux des organes ou des groupes d'organes dans lesquels siègent les diverses complications, déjà relatées, de cette maladie, ces raisons sont encore celles qui militent en faveur de l'opinion que nous émettons sur l'essence de ce catarrhe pulmonaire. On admettra donc, comme plus haut, que la durée et l'aggravation de l'état anormal dans lequel vit, ici, le réseau générateur primitif, peuvent être éprouvées par les glandes de la muqueuse laryngienne, trachéale et même bronchique, plutôt que par tout autre organe ou groupe d'organes. — Mais, pour que la détérioration dont l'économie entière est frappée, se réfléchisse ainsi que nous venons de le dépeindre, il faut qu'en sus de la prédisposition glaireuse, la membrane où est localisée cette complication, se trouve dans de faux rapports, soit avec ses stimulants naturels, soit avec la peau, les intestins et même les reins. — Est-il besoin, après avoir détaillé ce rhume chronique dont la fréquence est égale à celle de l'anévrisme qui nous a occupé, de prouver que la médication réclamée par cette altération des voies aériennes, est encore la médication de cette fièvre lente? Bornons-nous à faire remarquer que les agents qui guérissent cette dernière affection, doivent être augmentés des moyens qu'on sait propres à pondérer les sécrétions générales et à rappeler celles d'entre elles qui pourraient avoir été suspendues, augmentés aussi des moyens qu'on sait propres à éviter que les fonctions pulmonaires soient activées et que la poitrine se fatigue de quelque façon; sans oublier les médicaments balsamiques dont l'usage, intérieur plutôt qu'extérieur, devient utile dans les redoublements du mal.

Paragraphe III.

Capillaires de la Membrane Interne du Tube Respiratoire.

Hémoptysie ou Crachement de Sang.

L'altération vitale de la classe en question influence-t-elle les capillaires de la membrane interne du tube respiratoire, survient l'hémoptysie ou crachement de sang dont les symptômes sont les suivants.

Cette hémoptysie est constituée par l'expectoration d'un sang rouge-clair. Cette expectoration, dont la quantité varie assez, sans être jamais abondante, qui dure plus ou moins de temps, sans toutefois persister beaucoup, et qui reparaît à des intervalles irréguliers, tantôt éloignés, tantôt rapprochés, n'a lieu, pour l'ordinaire, qu'après avoir été précédée par une oppression d'un degré très-différent, bien que toujours peu intense, et par une toux sèche plutôt qu'humide. Cette expectoration, en outre, se trouve accompagnée d'une sorte de démangeaison au bas du cou, à la fourchette du sternum, avec goût de sang, ainsi que suivie d'un saisissement plus ou moins profond, et, même, avec accablement général. Tels sont les symptômes, qui, momentanément, remplacent, ou plutôt masquent seulement, des troubles généraux tout-à-fait analogues à ceux que nous avons dits éprouvés d'habitude par les catarrheux dont nous venons de traiter.

Cette hémoptysie, on le voit, ne se passe pas uniformément dans tous les cas. En effet, la quantité de sang expectorée, communément faible, peut avoir lieu plus forte. Le temps que dure cette expectoration, assez court le plus souvent, peut parfois se prolonger. Et, si elle ne se montre qu'à des époques assez éloignées dans la majorité des cas, elle reparaît dans quelques-uns presque quotidienne. Mêmes différences à l'égard de la dyspnée qui précède ce crachement de sang, car, légère pour la généralité de ces malades, elle peut être plus marquée pour un certain nombre. Et, si la toux, concomitante de cette gêne de respiration ainsi que d'un degré toujours proportionné à elle, s'effectue sèche d'ordinaire, cette toux est, au contraire, humide quelquefois. Différences également au sujet de l'impression pénible que tous ces malades ressentent à la vue du sang qu'ils crachent, comme au sujet de la prostration qui s'ensuit : peu marquées et passagères pour tels d'entre eux, ces sensations morbides existent presque intenses et durables pour tels autres.... A l'égard du désordre dont les fonctions générales sont atteintes dans cette hémoptysie, si chez certains de ces malades il n'est pas sensible, chez d'autres il est très-apparent.

Quelle est la nature de cette hémoptysie? Quel est aussi son traitement? — Pour répondre à la première de ces questions, il faut, d'après la route suivie afin de préciser le catarrhe pulmonaire qui vient d'être étudié, se rendre compte, d'abord, de la constitution, originelle plutôt qu'accidentelle, qui porte à contracter cette hémoptysie (le tempérament lymphatique avec teint primitivement assez coloré); connaître, ensuite, l'état anormal dans lequel vit, ici, le réseau générateur primitif (notre fièvre lente); apprécier, enfin, l'action que ce mode pathologique général peut exercer sur les capillaires de la muqueuse laryngienne, trachéale et même bronchique. — Cette triple étude faite, la solution de la seconde de ces questions est aussi facile à découvrir, que l'a été celle relative au traitement du rhume chronique qui correspond à ce crachement de sang.

C'est en procédant comme dans le catarrhe qui sert de terme de comparaison, pour agir sur les capillaires de la muqueuse du larynx, de la trachée-artère et même des bronches, que l'état anormal où se trouve, en la circonstance, la trame élémentaire commune, produit l'hémoptysie à laquelle nous faisons allusion et qui paraît un peu moins répandue que ce même rhume. — Il suffit, en effet, pour que cette nouvelle complication de cette affection générale se traduise par une expectoration de sang, plutôt que par une expectoration de mucosité, qu'en sus de la prédisposition glaireuse, les sujets soient d'un teint animé plutôt que terne. — De cette particularité il résulte qu'au lieu d'associer à la médication de la fièvre lente demandée par cette hémoptysie, les agents que nous avons dits capables d'équilibrer les sécrétions et les excrétions générales, comme aussi de ramener celles qui auraient été supprimées, il faut associer à cette médication les moyens qui peuvent dériver le sang, comme aussi le retenir, momentanément sinon d'une manière durable, dans les membranes du corps les plus liées à la membrane qui tapisse les voies pulmonaires. Mais dans la thérapeutique de ce crachement de sang, encore plus que dans celle du catarrhe de semblable espèce, on doit prendre les précautions voulues pour que la poitrine n'active pas ses fonctions, pour que ce centre organique ne fatigue aucunement; et l'on doit savoir qu'il devient, parfois, nécessaire de se servir, à l'intérieur plutôt qu'à l'extérieur, des médicaments hémostatiques.

Paragraphe IV.

Puissances Respiratrices.

Asthme ou Gêne de Respiration.

Est-ce sur les puissances respiratrices que la fièvre lente mentionnée s'appesantit, elle crée l'asthme ou gène de respiration dont la description va être donnée.

Le symptôme caractéristique de l'asthme dont je dois m'occuper, est une dyspnée presque habituelle. Mais cette gêne de respiration, toujours précédée, et, cela, depuis assez long-temps, de langueurs d'estomac, de digestions viciées, de selles irrégulières, comme aussi de palpitations, de céphalalgie, avec diminution de l'embonpoint et des forces, se trouve, passagèrement il est vrai, concomitante d'un désordre manifeste dans la circulation générale.

Cet asthme, à l'imitation des maladies sus-étudiées, varie d'intensité. Ainsi, la dyspnée, peu sensible chez la plupart des sujets qui sont atteints de cette affection, est assez prononcée chez certains d'entre eux. Elle était accrue par l'action de monter un petit nombre de degrés chez plusieurs de ceux que j'ai eu à traiter ; par la marche, même lente, chez quelques autres. L'action seule de se mettre au lit amenait ce résultat fâcheux pour quelques autres encore, mais sans les obliger à s'y tenir assis, et en leur permettant, au contraire, de passer la nuit aussi étendus qu'il est habituel de le faire en pleine santé.... Cette maladie peut être plus ou moins ancienne : je l'ai rencontrée datant de seize années, sans que cette ancienneté en ait empêché la guérison. Cette maladie aussi peut voir le trouble des principaux organes qui lui est antérieur, acquérir une grande intensité : je l'ai observée plusieurs fois avec un amaigrissement et une prostration excessifs, qui étaient aggravés, dans quelques cas, par l'infiltration d'une partie ou de la presque totalité des membres inférieurs, comme également par l'infiltration des mains et encore des avant-bras.

On reconnaît l'essence de cet asthme, qui n'est pas aussi commun que le catarrhe pulmonaire dont l'étude vient d'être faite, mais qui l'est plus que l'hémoptysie dont l'étude a suivi, en adoptant la même marche que pour parvenir à préciser l'essence de l'une ou l'autre de ces affections. La nature de cet asthme, en effet, consiste en l'action produite sur les muscles respirateurs, et quelquefois sur les poumons ainsi que le cœur, par la persistance de la fièvre lente dont il a été question. — Pour la médication de cet asthme, elle découle, comme d'après son origine on doit le présumer, de la médication même qui, d'ordinaire, guérit cette affection générale ; il est seulement nécessaire d'en augmenter la puissance, d'en prolonger l'administration.

Après tout ce qui a été dit, au sujet de l'influence exercée sur telle ou telle autre région de l'économie par la continuation de ma fièvre lente, je n'ai, ni à prouver que cette maladie peut, dans ces conditions, agir sur des muscles respirateurs grêles, comme encore sur des poumons et un cœur affaiblis, de manière que ces tissus, que ces organes se plaignent ainsi que l'exprime la description de cet asthme ; ni à démontrer que le traitement réclamé par cette dernière affection, doit être celui de cette fièvre lente. — Mais je ferai observer qu'il faut éviter, avec persévérance, que les muscles respirateurs se fatiguent, que le parenchyme pulmonaire et les cavités cardiaques soient congestionnés ; surtout si l'on se trouve obligé d'ajouter à ces agents curatifs ceux qui tendent, directement, à fortifier et à raviver ces tissus et ces organes.

QUATRIÈME ORDRE.

Paragraphe unique.

PARTIE ABDOMINALE DU SYSTÈME VASCULAIRE COMMUN PLUS EN RAPPORT QU'AUCUNE AUTRE AVEC LA NUTRITION GÉNÉRALE.

Chloro-Anémie.

L'affaiblissement dont il est question, intéresse-t-il, surtout, la partie abdominale du système vasculaire commun plus en rapport qu'aucune autre avec la nutrition générale, je veux dire ceux des absorbants, veineux et chylifères, de la muqueuse digestive, qui sont directement chargés d'agir sur les molécules assimilables des boissons et des aliments, il forme la chloro-anémie dont les caractères suivent.

Un teint pâle, avec amaigrissement ou bouffissure ; une peau terreuse, et rude ou flasque ; un abaissement habituel de la chaleur animale ; des urines fréquentes, et aqueuses d'ordinaire ; un estomac languissant, avec dépravation du goût plus ou moins marquée ; une dyspnée continuelle ; des palpitations fatigantes, augmentées, dans certains cas, du bruit-de-souffle pathognomonique de la chlorose classique ; une céphalalgie permanente, accompagnée de bourdonnements, d'insomnie ; un sentiment constant de lassitude, avec tendance à l'inaction ; une tristesse sans causes appréciables, avec recherche de la solitude; enfin, soit une virilité non encore ressentie, ou incomplète, ou simplement passagère, soit une menstruation non encore établie, ou enrayée, ou seulement irrégulière; tels sont les traits les plus tranchés de la chloro-anémie dont j'entends parler.

Mais tous ces malades n'offrent pas l'ensemble de ces principaux symptômes à un même degré. Ainsi, tandis que le teint est simplement pâle chez tels d'entre eux qui ont conservé quelque peu d'embonpoint, il a une nuance jaunâtre, verdâtre chez ceux qui sont déjà devenus maigres, comme une couleur citron, vert-pomme chez ceux qui sont déjà bouffis; et, tandis que l'aspect terreux de la peau passe pour les uns au terne-sale, par suite de la rudesse des chairs qui peut s'y joindre, il passe au blanc-mat pour les autres, par suite de la flaccidité des chairs qui peut l'accompagner. Ainsi encore, le sentiment de froid accusé par tous ces malades, plus prononcé chez tels et tels, le devient chez certains à ce point qu'on peut le confondre avec le froid de la fièvre intermittente. N'arrivons pas aux variétés des autres symptômes mentionnés, sans faire remarquer que la bouffissure qui vient d'être signalée, reste localisée au visage, ou bien s'étend aux pieds, aux jambes, aux cuisses, qui en sont rendus plus ou moins volumineux; elle peut même gagner les mains et laisser ces régions œdématiées. Pour les urines, qui sont ordinairement fréquentes dans cette affection, si elles coulent abondantes dans la plupart des cas, elles peuvent dans quelques-uns être rendues en petite quantité à la fois; et, si elles conservent assez généralement leur limpidité, elles peuvent par exception perdre plus ou moins leur transparence. Pour l'estomac, qui est communément débilité dans cette affection, j'ai à noter qu'il y a de ces chloro-anémiques chez lesquels cet organe demande souvent de la nourriture, quoiqu'il la rejette par intervalles, au lieu que chez d'autres cet organe éprouve de la répugnance pour l'alimentation, sans toutefois la rejeter nécessairement lorsqu'il lui a été possible d'en prendre. Mais l'estomac peut ne pas se borner, soit à désirer des aliments, soit à les fuir; il y a encore des cas de cette maladie dans lesquels il perd la faculté d'apprécier si les substances dont les sujets se nourrissent, sont de qualité salutaire; d'autres cas dans lesquels il semble attribuer à tels ou tels corps des qualités nutritives qu'ils ne possèdent pas. Les choses sont effectuées de la sorte, par cet organe, lorsqu'il préfère les mets plus ou moins altérés à ceux qui ont conservé leur salubrité, lorsqu'il a de l'appétence pour le salpêtre, le sel, le charbon et autres matières analogues dont, chose digne de remarque, il opère facilement la digestion. A l'égard de la poitrine, outre l'oppression généralement ressentie dans cette maladie, on remarque chez quelques-uns de ces chloro-anémiques une toux sèche, à la suite de laquelle il s'en trouve qui expectorent des glaires. De même que les poumons, le cœur, troublé chez toutes ces personnes, a ses contractions si activées quelquefois, qu'il bat le double plus vite qu'à l'état normal; dans d'autres cas, ses pulsations, un peu moins fréquentes, sont des plus fortes. La tête fournit aussi son contingent de variétés dans ces désordres fonctionnels : habituellement embarrassée, elle peut paraître vide, mais plutôt pleine; elle peut également paraître légère, mais plutôt lourde. Ces symptômes se compliquent, presque toujours, de tintements d'oreilles; ils se compliquent également de perte de sommeil; bourdonnements et insomnie que remplace, quelquefois, un assoupissement peu réparateur. La lassitude, propre à toutes les personnes atteintes de cette affection, est comparée par les unes à celle qui résulte accidentellement d'une marche forcée. Cette lassitude acquiert chez d'autres une intensité qui leur enlève tout courage, qui les laisse incapables de quoi que ce soit; aussi voit-on surtout ces derniers malades invinciblement portés à une inaction, qui ne contraste pas peu avec la mobilité départie à l'âge dans lequel, le plus souvent, on observe cette affection. La gaîté, si naturelle à l'époque de la vie où se trouvent la plupart des sujets atteints de cette maladie, peut, à son tour, avoir fait place à une tristesse plus ou moins profonde. Relativement au besoin instinctif de se trouver en société, si prononcé dans la jeunesse, il peut s'être changé en un attrait, plus ou moins irrésistible, pour la solitude. Enfin, tandis que quelques-uns de ces sujets qui appartiennent au sexe masculin, ne se sont jamais sentis virils, d'autres n'ont conservé qu'incomplètement, que momentanément cette faculté, et, tandis que certains de ces sujets qui font partie du sexe féminin, sont restés sans commencement de menstruation, d'autres ont vu cette fonction, soit se supprimer, soit s'effectuer non régulière. — Terminons ce qui a trait à cette chloro-anémie, en disant qu'elle peut durer un grand nombre d'années, comme devenir une des plus graves d'entre les maladies que nous étudions.

Cette chloro-anémie n'est autre chose que notre fièvre lente, mais qui existe depuis assez long-temps et qui, au lieu de réagir ainsi que nous l'avons expliqué aux affections déjà passées en revue, laisse la partie abdominale du réseau élémentaire primitif la plus liée à la nutrition générale (c'est-à-dire les radicules des veines et des chylifères du tube gastro-intestinal, auxquelles est dévolue l'absorption directe des produits assimilables de la digestion), dans l'impuissance de procurer au sang les qualités indispensables à l'exercice régulier de toutes les fonctions, et spécialement de la menstruelle comme de la spermatique.—Cette chloro-anémie qui est moins répandue que cette fièvre lente, quoique observée plus souvent, a besoin, pour être détruite, d'une médication dont le fond, identique à celui de la médication qui guérit cette dernière maladie, veut, à l'exemple de ses précédentes complications, être secondé par des moyens appropriés à sa ténacité; ténacité plus opiniâtre, en effet, que celle présentée par cette même fièvre lente, leur matrice, leur tronc principal, leur agent producteur.

Les rapports, naturellement établis entre tout le système élémentaire commun, où siège cette fièvre lente, et la masse sanguine, sont trop connus pour qu'on n'admette pas l'influence particulière que nous signalons être produite, sur cette chair coulante, par la durée et l'aggravation de cette affection générale. Nous ferons seulement remarquer que cette influence aura lieu avec d'autant plus de facilité, sur ce fluide réparateur, que ses molécules les plus vivantes auront été employées au développement de chaque point organique; les sujets atteints de cette chloro-anémie peuvent, en effet, se trouver dans l'âge où le corps se développe en tous sens avec rapidité, et ce développement de l'économie peut, chez eux, ne pas s'opérer proportionnellement à leur somme de résistance, au peu de richesse, soit primitive, soit secondaire, des globules propres de leur sang.—Si cette chloro-anémie s'offre plus fréquemment que la fièvre lente de laquelle elle émane, c'est uniquement parce que cette dernière affection disparaît quelquefois par les efforts seuls de la Nature. — Cette chloro-anémie, au contraire, ne guérit jamais sans une médication qui, si elle est la même que celle dont la puissance triomphe de cette fièvre lente, a besoin d'être rendue plus active. Pour satisfaire à cette exigence, nous soignons davantage le régime alimentaire, et nous augmentons la dose des aromates comme aussi des amers; puis, pour peu qu'il existe bruit-de-souffle, nous ajoutons quelques martiaux au reste du traitement de cette affection générale. Enfin, nous précisons l'époque où il faut provoquer la fonction menstruelle et la fonction spermatique si elles n'ont pas eu lieu déjà, l'époque où il faut les ramener si elles ont été supprimées; et nous présageons en combien de temps la virilité ainsi que la menstruation retrouveront la régularité qu'il leur est arrivé de perdre.

CHAPITRE DEUXIÈME.

DIMINUTION

DE LA VITALITÉ HUMAINE,

Ayant commencé par la fraction de l'organisme dite animale ou de relation.

En commençant par la fraction du corps plus spécialement départie à la vie animale ou de relation, la diminution de la vitalité humaine peut sembler n'influer que sur le système le plus moléculaire de cette même vie, ou bien peut avoir visiblement envahi ceux de ses organes ou de ses groupes organiques dont les fonctions sont plus apparentes; phases diverses de cet élément morbide que nous étudierons séparément, en les classant, autant que possible, d'après leur ordre habituel de succession.

ARTICLE I.

APPAUVRISSEMENT

DE LA VIE ANIMALE OU DE RELATION

Paraissant restreint à son système le plus intime.

Lorsque l'appauvrissement de l'économie commence par la vie animale ou de relation pour paraître se restreindre à son système le plus intime, celui que nous avons dit opérer la calorification moléculaire, la nutrition intersticielle, les sécrétions et les excrétions parenchymateuses, il fait naître un mode pathologique qui simule, à s'y méprendre, la maladie communément appelée affection nerveuse, et dont nous lui laisserons, par temps, la dénomination, afin de ne pas employer toujours la périphrase formant le titre de cet article ou les périphrases qui lui sont analogues.

Par la même raison, nous allons décrire ce mode pathologique sous cette dénomination.

AFFECTION NERVEUSE.

Les malades atteints de cette affection nerveuse commencent par éprouver, de temps en temps, des inquiétudes vagues, et même des impressions désagréables dans toute l'économie; par avoir les traits mobiles, l'esprit changeant, le moral attaqué. — Après ces troubles fonctionnels primitifs, ils en aperçoivent d'autres : leur tête est souffrante, leur poitrine étreinte avec ou sans toux, leur cœur serré, leur sommeil agité. Puis, ils ont un estomac capricieux, des digestions embarrassées, des selles difficiles, des envies fréquentes d'uriner. — Enfin, presque tous deviennent maigres, se trouvent faibles, présentent rarement un pouls réglé, suent quelquefois avec facilité, et ressentent, par intervalles, ou des frissons ou une ardeur vaporeuse. — Outre ces phénomènes morbides, les femmes affectées de cette maladie sont communément mal menstruées, et elles ont presque aussi généralement des flueurs blanches.

Si toutes les personnes frappées de cette affection nerveuse, se plaignent d'éprouver l'ensemble des symptômes que je viens d'énumérer, elles ne laissent pas d'offrir de nombreuses particularités, dues à leur organisation et au degré auquel le mal s'est élevé. Ainsi, les unes peuvent voir les inquiétudes indéfinissables et les impressions pénibles par lesquelles la scène s'ouvre, se changer en malaises généraux, comme en picotements superficiels et même profonds, dont l'acuité ou la durée varie autant que la fréquence chez chacune d'elles. Telles autres de ces personnes ont le visage assez agité, lorsqu'il n'est pas momentanément abattu par tout ce que produit le défaut d'harmonie où se trouve leur organisme. Chez certains de ces malades, les idées paraissent des plus fugitives, quand elles ne sont pas fixées sur l'état maladif qui embrasse l'économie entière ; et tels de ces sujets présentent une tristesse dont ils se laissent difficilement distraire, même par le médecin qui croit à leurs souffrances. — A ces premières particularités s'en ajoutent d'autres : Des maux de tête qui, s'ils se dissipent communément avec autant de rapidité qu'ils sont venus, ne le font pas toujours sans laisser des traces de leur passage ; des resserrements comme spasmodiques de poitrine que, chez quelques-uns de ces malades, peut suivre une certaine oppression, sans toux, ou bien avec une toux saccadée, et sèche ou pituiteuse ; des douleurs au cœur, dont les contractions se ralentissent par moments, s'accélèrent dans d'autres moments, chez plusieurs de ces sujets; et quelque lenteur à se livrer au sommeil, qui n'a lieu, chez tels d'entre eux, que par reprises ; ou bien ne se continue pas sans une certaine agitation. La faim, d'habitude assez prononcée dans cette maladie, est souvent ressentie très-pressante ; et la soif, rarement aussi marquée, se traduit quelquefois par un vif sentiment de sécheresse au gosier. L'acte digestif, plus communément activé que ralenti dans cette maladie, ne s'effectue guère sans malaises passagers, ni tension momentanée au creux de l'estomac, et même sur une étendue moins restreinte de l'abdomen ; la sortie des selles, d'ordinaire plus fréquentes que rares, qui se fait assez généralement avec de la difficulté, ne s'opère pas toujours sans épreintes ; et, s'il y a des sujets pour lesquels l'émission des urines, souvent renouvelée, se passe sans douleur ainsi que instantanée, il en est, par contre, pour lesquels elle s'opère assez péniblement. — J'ai avancé que presque toutes ces personnes sont maigres, mais quelques-unes conservent de l'embonpoint. J'ai avancé encore que presque toutes sont faibles, mais quelques-unes aussi perdent peu de leurs forces. A l'égard du pouls, qu'on trouve habituellement précipité, si chez la plupart de ces personnes il est petit, chez certaines il s'offre assez développé. On observe, enfin, que tels de ces malades ont, fréquemment, sur la totalité de la peau une sueur incommode, bornée chez d'autres à une seule région de cette enveloppe; que ceux-ci se plaignent de frissonnements généraux presque continuels, au lieu que ceux-là en ressentent de rares, localisés aux reins, entre les épaules...; que les uns accusent, sans cesse pour ainsi dire, des vapeurs chaudes, répandues dans tout le corps, tandis que les autres ne les éprouvent, de temps en temps, qu'à la face, au-devant de la poitrine....— Ces derniers symptômes accroissent ce genre de souffrances, que les femmes voient se compliquer de douleurs dans les lombes et dans les flancs, même en dehors de l'écoulement menstruel, précédé ou continué, en général, par une leucorrhée qui aggrave encore leur fâcheuse position.

Telle est cette affection nerveuse, qui peut se former à tous les âges, quoique rarement avant celui de la virilité; dont l'apparition n'est empêchée par aucune saison, mais que l'hiver favorise; qui peut se continuer long-temps sans compromettre la vie, mais la fait passer misérablement. — Cette maladie, bien qu'aussi ancienne que la fièvre lente dont il a été parlé, et présentement plus répandue que jamais sur les deux sexes, surtout parmi les personnes qui composent la classe intelligente ou sensible de la société, est pourtant restée non moins inappréciée que cette dernière affection. — Elle siège aussi, comme la fièvre lente décrite, dans les parties les plus élémentaires et les plus disséminées de l'économie, c'est-à-dire dans le réseau générateur primitif et général, mais après avoir débuté par la fraction de ces parties communes qui est plus spécialement dévolue à la vie dite animale ou de relation. — Elle est également constituée par la même lésion de ces éléments premiers de l'organisme que celle en laquelle consiste cette affection, mais, pour se former, cette lésion, qu'il ne faut confondre ni avec une névrose ni avec une phlogose, a suivi la marche inverse ci-dessus indiquée. — On peut pareillement se trouver plus ou moins apte à contracter cette maladie par une prédisposition analogue, sinon tout-à-fait semblable, à celle de la fièvre lente à laquelle je fais allusion. — Elle est provoquée par une multitude de causes morbides, mais plus morales que physiques, dont on ne se défie pas assez. — Elle est prolongée par des habitudes aussi préjudiciables que celles qui prolongent cet état pathologique. — Elle est augmentée par des remèdes non moins contre-indiqués que ceux qui augmentent cet état pathologique. — Cette maladie, enfin, peut, à l'imitation de cette fièvre lente, se dissiper naturellement, lorsqu'elle est récente, mais elle ne guérit pas, si elle est vieille, sans le secours d'un ensemble de médication ayant de nombreux points d'analogie avec celle qui triomphe de cette dernière affection.

Ainsi qu'il est arrivé pour la fièvre lente ci-dessus étudiée, on se sentira à même plus bas de comprendre, par le siège qu'occupe cette affection nerveuse et par l'espèce de lésion qu'il éprouve, que l'ancienneté de ces deux modes pathologiques généraux doit être égale. On pourra aussi juger, par la multiplicité actuelle de tous les agents qui occasionnent cette affection nerveuse, l'entretiennent et l'aggravent, qu'elle doit être plus répandue que jamais, comme sévir de préférence sur les personnes sensibles ou intelligentes des deux sexes. On déterminera encore, d'après l'obscurité qui a régné, long-temps, sur la texture et sur les fonctions de la trame cellulo-vasculaire commune, ainsi que d'après la négligence qui a été mise, jusqu'à nos jours, dans la recherche des maladies d'un système organique si important, pourquoi cette affection nerveuse a autant tardé que cette fièvre lente à être connue. — Le siège de cette affection nerveuse, en effet, est le même que celui de cette fièvre lente, le réseau élémentaire sus-désigné, ainsi que le prouve la manière par laquelle le mal se traduit : le trouble de la calorification moléculaire, de la nutrition interstitielle, des sécrétions et des excrétions parenchymateuses, dont ce système est le support naturel. Mais ce trouble fonctionnel a commencé dans les organes, dans les groupes organiques de la vie animale, par suite de l'influence qu'exercent plus directement sur cette vie les causes qui le créent d'habitude. — La lésion que cette trame première éprouve, est, en effet aussi, de même essence : une diminution de sa vitalité, accompagnée, quelquefois, d'une réaction générale qui, le plus souvent, a lieu prononcée et vive. Nous sommes obligé d'admettre ce genre de lésion, par suite de l'impossibilité où nous nous trouvons de reconnaître, en ce cas morbide, une altération matérielle à laquelle il puisse être rattaché ; et notre opinion est confirmée par la guérison qu'on obtient, en se bornant à relever cette force primordiale à son degré normal, ainsi que par la marche, aussi rigoureuse qu'admirable, choisie par la Nature pour opérer cette guérison. On voit que ce moteur se refait, d'abord dans le système élémentaire général, ensuite dans le système élémentaire particulier des organes et des groupes organiques de tout le corps, en allant de ceux de la vie de nutrition à ceux de la vie de relation; et l'on doit présumer que cet ordre dérive de l'affaiblissement qui, dès le principe, est moins marqué dans les premiers que dans les derniers de ces organes et groupes organiques.—Quant aux autres analogies qui existent entre l'affection nerveuse et la fièvre lente dont nous traitons, les voici : Il peut y avoir dans la première de ces maladies, ainsi que dans la seconde, prédisposition à contracter le mal. Mais cette prédisposition émane de la délicatesse plutôt que de la débilité de la trame génératrice précitée, comme aussi de la susceptibilité plutôt que du peu de résistance des autres organes ou groupes organiques de l'économie, et plus spécialement de ceux qui, par leur concours, entretiennent sa vie animale; soit que cet état de la constitution se trouve originairement imprimé à nos fibres, soit qu'il se trouve développé fortuitement en elles. — Les principales causes qui déterminent son apparition, sont bien aussi les travaux physiques, mais surtout les fatigues du cerveau trop soutenues ou excessives, les préoccupations de l'âme.—Les habitudes les plus contraires à sa prompte disparition, s'offrent identiques pour ainsi dire, puisqu'elles consistent en l'usage de se coucher tard et de ne pas se lever assez matin, en la rareté des repas, la qualité peu substantielle et trop énervante de la plupart des aliments, leur quantité en désharmonie avec les besoins ou avec la sensibilité de l'appareil de la digestion. — Les remèdes qui ajoutent plus ou moins à sa gravité, sont presque de la classe de ceux qui produisent cet effet dans la fièvre lente en question : les adoucissants prescrits tant à l'extérieur qu'à l'intérieur, les bains et les tisanes tempérantes, les pilules et les potions calmantes. — Si enfin, de même que la maladie précédente, cette affection nerveuse peut disparaître grâce à la puissance médicatrice seule, ou aidée du repos du corps et surtout du calme de l'esprit, de la satisfaction du cœur, aidée encore d'une alimentation plus réparatrice, elle ne guérit, communément, que par la pratique de mœurs moins nuisibles à l'espèce ou plus favorables à l'individu, et d'une hygiène mieux appropriée à l'organisation, ci-dessus désignée, des personnes qui en sont atteintes ; par la précaution de ménager ses forces musculaires, et principalement de diminuer ses occupations, de ne pas s'exposer à autant de tracasseries; par l'attention de ne pas veiller aussi tard et de sortir du lit de meilleure heure, de faire des repas plus nombreux, de choisir une nourriture fortifiante, d'en prendre une quantité proportionnée aux besoins réels, à la résistance des organes digestifs; par l'emploi, tant externe qu'interne, et suivi avec une sage mesure, des médicaments aromatiques, mais surtout des médicaments amers.

ARTICLE II.

APPAUVRISSEMENT

DE LA VIE ANIMALE OU DE RELATION

Sensiblement propagé aux organes ou aux groupes organiques de cette même vie.

Par les symptômes qui ont été décrits, se caractérise, et par le traitement que nous venons d'indiquer, se guérit la diminution de la vitalité, tant que cette lésion ne paraît pas dépasser l'appareil moléculaire le plus lié à l'entretien de la vie animale ou de relation, quoique en réalité cette lésion ait déjà atteint le système le plus intime de l'autre vie. Mais les caractères pathognomoniques de cette altération ne restent pas les mêmes, et les remèdes précités ne suffisent plus lorsque l'affection, cessant d'être comme limitée à la trame première de la vie animale ou de relation, s'est sensiblement étendue soit aux organes, soit aux groupes organiques qui sont en rapports, plus ou moins directs, avec ses éléments primitifs.

Abordons les plus fréquentes de ces extensions normales, et assez promptes à se former, de l'appauvrissement de l'organisme qui a commencé par cette vie; et, après avoir rangé toutes ces conséquences naturelles de notre affection nerveuse dans leur ordre de succession le plus habituel, comme encore après avoir réuni plusieurs de ces conséquences pathologiques selon leur degré d'affinité réciproque, attribuons à chacune d'elles un paragraphe spécial, dont le titre exprimera le siège le plus apparent du mal ainsi que son nom commun.

PREMIER ORDRE.

Paragraphe Ier.

ENCÉPHALE.

Spasme Cérébral.

Après avoir débuté par la vie animale ou de relation, l'appauvrissement du corps intéresse-t-il, d'une manière plus particulière, l'encéphale, il s'ensuit un spasme du cerveau, pouvant comprendre les sens, et qui va être décrit.

Les personnes souffrant de ce spasme cérébral ressentent, d'une manière plus fréquente que dans l'affection nerveuse dont j'ai tracé le tableau, les malaises généraux, ainsi que la mobilité du visage, le peu de fixité de l'esprit et l'abattement du moral mentionnés. Elles se plaignent davantage aussi d'étreintes pectorales, avec ou sans le genre de toux comme d'expectoration qui a été désigné, de serrements au cœur, d'agitation dans le sommeil; et elles ont encore plus de caprices d'estomac, d'embarras dans les digestions, de difficultés pour aller à la selle, de besoins pressants d'uriner. — Mais l'état morbide de l'encéphale de ces sujets est bien autrement prononcé que dans cette maladie, car, loin de se borner à être douloureux, cet organe supporte plus ou moins désagréablement la réflexion, la lumière, les sons, les odeurs, même le mouvement. Avec ces symptômes il peut aussi exister, d'après la gravité du mal, d'après l'organisation propre aux sujets, des élancements, des bourdonnements, des éblouissements, accompagnés ou non de syncope et même d'agitation musculaire. — En outre, la plupart de ces personnes voient, encore plus que dans cette affection nerveuse, leur embonpoint diminuer, leurs forces se perdre, leur pouls se désharmonier, et elles sentent, plus fréquemment aussi, les alternatives, déjà relatées, de sécheresse et d'humidité à la peau, ainsi que de froid et de chaleur dans une région de l'économie ou dans sa totalité. N'oublions pas, enfin, que les femmes ont leurs règles bien plus altérées que dans cette dernière maladie, et qu'elles accusent, presque toutes, des pertes blanches.

Cette série de phénomènes varie beaucoup chez les divers malades qui les éprouvent. Les malaises mentionnés, au lieu de rester généraux, se localisent parfois dans une certaine région, où, rares et passagers chez les uns, ils se montrent fréquents et durables chez les autres. La mobilité du visage peut n'être pas seulement très-réitérée, mais exister presque continuelle; la non-fixité de l'esprit peut ne pas avoir lieu uniquement à l'occasion de choses futiles, mais s'étendre jusque sur celles de quelque importance; et l'abattement du moral peut ne pas être modifié par les sensations fortuites, mais résister aux émotions, même assez fortes. Si les étreintes à la poitrine se bornent, dans la majorité des cas, à diminuer l'étendue de la dilatation de ses parois d'une façon plus fatigante que grave, il arrive, dans un grand nombre d'autres, qu'elles la rendent presque impossible, et que les mouvements d'expansion ne s'exécutent qu'à la base de cette cavité. Si les serrements de cœur s'arrêtent, chez la plupart de ces malades, à ralentir ses pulsations, ils vont, chez tels d'entre eux, jusqu'à les suspendre momentanément. Et, si l'agitation dans le sommeil ne se passe que sur les muscles des membres, du tronc, comme aussi de la face, pour beaucoup de ces personnes, elle porte, pour quelques-unes, sur les muscles du larynx jusqu'à produire la voix, même assez distincte. Tandis que l'estomac se borne, chez la plupart de ces sujets, à être irrégulier, il va, chez quelques-uns, jusqu'à exprimer de l'avidité ou du dégoût. Tandis que la digestion s'arrête, le plus souvent, à faire éprouver de l'embarras, elle s'opère, quelquefois, avec une certaine difficulté. Et, tandis qu'on voit, dans beaucoup de cas, la sortie des selles ne s'effectuer que péniblement, comme l'émission des urines ne se renouveler que fréquemment, dans tels autres, la première de ces fonctions devient accablante, comme la seconde a lieu presque sans interruption.— Des particularités bien plus tranchées se remarquent à l'égard de l'encéphale. Pendant que la douleur de tête que tous ces malades ressentent constamment, est comparée par la plupart à un sentiment de pesanteur, localisé dans tout le crâne, elle est comparée par un petit nombre à une sorte de constriction, exercée à son sommet, à ses parties latérales ou à la nuque; régions qui peuvent paraître pressées de dedans en dehors, ainsi qu'étreintes d'arrière en avant, et dans lesquelles à ces deux impressions, perçues ensemble ou séparément, se réunissent, chez quelques-unes de ces personnes, des pulsations, des battements. Pendant que tels de ces malades restent capables d'une certaine contention d'esprit, tels autres ne fixent leurs idées qu'à grand'peine, ou même ne peuvent se permettre la plus légère attention, sans s'exposer à souffrir considérablement. Puis encore, pendant que certains d'entre eux supportent, sans trop de difficulté, l'action, réunie ou séparée, d'une lumière, d'un son, d'une odeur, ayant intensité ordinaire, certains autres ont la vue, l'ouïe, l'odorat, d'une susceptibilité qui leur procure des sensations aussi désagréables que réitérées. Ce sont particulièrement ces derniers malades chez qui la marche, comme aussi le moindre mouvement d'une région du corps, celle du cou notamment, devient douloureuse, presque intolérable; la simple action de redresser les cheveux, voire celle de les coucher dans un sens opposé à celui qui leur est accoutumé, ajoute encore aux souffrances de certains de ces mêmes malades. J'ai, en effet, été consulté par bon nombre de ces sujets, parmi lesquels il s'en trouvait qui, pour peu qu'ils s'efforçassent de braver l'impression fâcheuse résultant de l'exercice de leur cerveau, de leurs sens ou de leurs muscles, sentaient la tête se perdre, les yeux s'enfoncer dans leurs orbites, le nez se resserrer et comme se raccourcir, les oreilles se crisper tant à l'intérieur qu'à l'extérieur. J'ai même traité et guéri de ces sujets chez qui le cerveau, un sens ou une partie de la peau, ne se bornait pas, alors, à faire éprouver des désordres du genre de ceux que je viens de mentionner, mais allait jusqu'à présenter un pervertissement de fonction. En effet, plusieurs avaient des idées bizarres; l'un d'eux, voyait, de l'œil droit, les objets se renverser peu à peu, puis, avec une vive souffrance, il les voyait se redresser brusquement; un autre ne parvenait à se guider dans la marche qu'en fermant les paupières gauches, rendues douloureuses par cette contraction forcée; quelques-uns sentaient des odeurs étranges, comme celle de crapaud, de serpent; quelques autres entendaient des voix surnaturelles, comme celles de Dieu, du diable; certains enduraient à la plante des pieds, au gras des bras, ou en tels autres points de la surface cutanée, une espèce de fourmillement, de reptation, on ne peut plus incommode. Ce sont encore ces derniers malades chez qui existent les élancements, les bourdonnements, les éblouissements, que j'ai dit accompagner parfois, avec ou sans syncope, même avec agitation musculaire, ce spasme cérébral. Ces élancements, qui sont instantanés et plus ou moins vifs, mais sans durée pour l'ordinaire, se font ressentir seulement aux tempes, ou bien aux tempes comme aussi dans les sourcils; ils se prolongent même jusque sur le derrière des oreilles. Des mâchoires et du devant du cou, dont ils peuvent encore faire leur siège, il arrive qu'ils s'étendent sur le derrière de cette région, pour, de là, monter vers la nuque ou descendre sur le haut des épaules. Ces bourdonnements ont lieu passagers, faibles et bornés aux régions auditives, ou bien continuels, intenses et étendus à la presque totalité de la tête. Dans ces derniers cas, ils peuvent empêcher les personnes qui les éprouvent, de suivre une conversation, d'autant plus que leurs interlocuteurs sont obligés de la tenir à voix basse; ils peuvent aussi rendre ces personnes comme hébétées, car, si elles conservent la faculté de juger sainement, elles ne paraissent guère jouir de cet avantage. Les éblouissements, à leur tour, ont lieu momentanés, faibles et localisés dans les organes visuels seulement, ou bien durables, prononcés et occupant la tête presqu'en entier; dernières circonstances dans lesquelles ils peuvent être aperçus par les gens qui entourent les malades, car ceux-ci ne sont pas toujours maîtres de cacher l'impression fâcheuse qu'ils leur occasionnent. Cette impuissance où se trouvent les malades précités, peut s'établir, bien qu'il ne soit encore résulté de cet accroissement de mal, ni convulsions, ni défaillance ou syncope, pas même des vacillations, des tremblements; derniers symptômes si communs quand ces éblouissements sont assez marqués. — Je pourrais rapporter quelques autres phénomènes auxquels ils donnent naissance; mais, l'occasion d'en parler devant se présenter au chapitre des étourdissements, je passe tout de suite aux variétés symptomatiques, d'un autre ordre, qui coexistent avec ce spasme du cerveau. Tandis que la plupart des personnes frappées de ce mal, maigrissent considérablement, il en est qui conservent assez d'embonpoint. Pendant que la majeure partie voit ses forces se perdre, on en trouve qui se sentent une certaine vigueur, passagère il est vrai. A l'égard de leur pouls, si presque toutes ne l'ont que troublé, on en rencontre chez lesquelles il a un rhythme très-déréglé. De même, pour les alternatives mentionnées de sécheresse et d'humidité à la peau, ainsi que pour celles de froid et de chaleur d'une partie ou de toute l'étendue du corps, aussi peu multipliées que durables dans la pluralité des cas, elles sont dans les autres non moins continuelles que soutenues. Je dois enfin faire remarquer que, si quelques-unes des femmes atteintes de ce spasme cérébral, paraissent conserver la régularité normale des périodes et de l'écoulement menstruels, toutes les autres, moins favorisées, éprouvent un dérangement manifeste dans cette fonction, ainsi qu'un flux leucorrhéïque, même excessivement prononcé.

Ce spasme cérébral, à l'exemple de ceux des résultats les moins tardifs de notre affection nerveuse, à l'occasion desquels nous ne croirons pas nécessaire de signaler ces particularités, n'a guère lieu qu'après l'âge viril, et n'est tenu sous la dépendance absolue d'aucune saison, bien qu'on le voie s'accroître dans les grands froids. — Ce spasme cérébral, qui peut durer longues années avant d'acquérir le degré d'intensité auquel il s'élève fréquemment, est à l'affection nerveuse précitée ce que la gastrite, plus haut décrite, est à la fièvre lente précitée aussi. — Cette complication, car c'en est une également, se produit en effet, de même que la complication de cette fièvre lente portant sur l'estomac, par l'aggravation qui survient dans cette affection nerveuse lorsqu'elle est négligée ou attaquée contrairement à son essence; et elle s'établit aussi, plus ou moins rapidement, d'après surtout telle prédisposition, en s'accompagnant quelquefois d'une réaction frontale, dont la persistance, l'intensité et l'acuité sont plus marquées, pour l'ordinaire, que dans la réaction générale qui peut instantanément surgir en l'affection nerveuse désignée. — Il y a encore entre ces deux maladies cette ressemblance, qu'on est appelé plus souvent à observer ce spasme du cerveau, quoiqu'il soit moins répandu que cette affection nerveuse. — Un troisième point d'analogie existant entre ces maladies, c'est la nécessité où l'on se trouve, puisque ce spasme cérébral émane de cette affection nerveuse, de le traiter de la même manière; c'est l'obligation aussi dans laquelle on se voit, à cause de l'accroissement de désordres qui est survenu dans les phénomènes constitutifs de cette affection nerveuse, d'ajouter, pour mieux combattre ce spasme du cerveau, à la puissance de la médication qui, telle quelle, suffit pour guérir ce premier état pathologique.

Il est si vrai que ce spasme cérébral résulte de la durée de l'affection nerveuse dont je viens de parler, qu'il ne se produit point chez une personne sans que, au préalable, elle ait été frappée de cette dernière maladie.—Cet ordre de succession que ce spasme du cerveau suit toujours pour se former, est précisément la raison qui nous le fait appeler sa complication et établir dépendant d'elle. — Il est aisé de comprendre que ce mode pathologique général, en augmentant de gravité sous l'influence d'une cause ou d'une autre, puisse et doive engendrer ce spasme du cerveau. Il suffit, en effet, de réfléchir à la liaison intime qui existe, normalement, entre tous les organes, entre l'encéphale surtout et le système organique où siège ce mode pathologique général; de réfléchir à l'action que l'espèce d'altération dont ce système est atteint, exerce, nécessairement, sur l'économie entière et en particulier sur l'encéphale. — Si l'influence fâcheuse de cette liaison de rapport et de cette corrélation morbide ne se fait pas toujours ressentir avec la même promptitude, cela provient de la prédisposition, du plus ou moins de délicatesse, soit naturelle, soit éventuelle, de l'organe encéphalique. — Si l'on a l'occasion d'observer ce spasme cérébral plus souvent que cette affection nerveuse, l'explication s'en trouve dans le fait de la guérison spontanée de cette dernière maladie; guérison qui, nous l'avons noté, s'opère quelquefois de cette manière, tandis que ce spasme cérébral ne disparaît jamais sans que l'art intervienne. — Mais il ne suffit pas, dans cette intervention forcée de la thérapeutique, de se borner à faire usage de la médication qui réussit contre l'affection nerveuse en question; il faut encore renforcer cette médication. Aussi, indépendamment de l'attention que nous mettons à prescrire aux sujets porteurs de ce spasme du cerveau, les habitudes morales et physiques qui conviennent, le degré auquel ils peuvent fatiguer leur corps, et surtout exposer leur sensibilité, occuper leur esprit, exciter leurs sens, nous avons encore le soin de préciser à ces personnes le nombre des repas qu'il leur faut, les aliments particuliers dont elles doivent composer ces repas et leur quantité au juste, enfin la dose des aromates aussi bien que des amers dont il est nécessaire qu'elles usent, les moments auxquels l'administration de ces remèdes est le plus efficace, le temps pendant lequel on persistera dans leur emploi, ainsi que les calmants extérieurs et même intérieurs, comme également les dérivatifs cutanés, qui parfois doivent y être associés.

Paragraphe II.

Moelle Épinière.

Convulsions.

Quand c'est sur la moelle épinière que l'état morbide général sus-étudié se communique, à ce degré que les fibres musculaires les plus liées à ce centre nerveux expriment sa souffrance, on voit apparaître les convulsions ci-après dépeintes.

Une agitation que constituent la contraction et le relâchement alternatifs et involontaires d'un certain nombre de muscles normalement soumis à la volonté, avec ou sans perte de connaissance; cette agitation musculaire se montrant, soit passagère soit prolongée, soit fréquente soit rare, comme aussi, tantôt accidentelle tantôt périodique, tantôt légère tantôt intense, et presque toujours précédée par des malaises cérébraux plus ou moins habituels, par une difficulté plus ou moins marquée à supporter le travail de tête, l'exercice des sens, la fatigue du corps, comme aussi par un trouble, peu ou très-apparent, dans les fonctions de la digestion, de la circulation, de la respiration; tels sont les principaux caractères qui distinguent les convulsions dont j'entends parler.

Si ces symptômes, communs à toutes ces convulsions, permettent de les ranger dans la même classe de maux, malgré la différence qu'elles offrent dans la durée de leurs accès, dans la fréquence ou la rareté de leur retour et son plus ou moins d'irrégularité, ainsi que dans la gravité de leurs crises, les formes particulières que ces convulsions peuvent prendre, obligent d'en créer des genres dont les plus répandus, comme les plus tranchés, portent les noms de *tremblements, catalepsie, chorée* ou *Danse-Saint-Guy, épilepsie* ou *mal-caduc*. Je ne décrirai pas les caractères propres à ces divers types-morbides, en tant que consécutifs au spasme cérébral qui vient d'être étudié; mais je relaterai des observations de chacun d'eux, choisies parmi les convulsions de cette espèce que j'ai eu occasion de traiter avec succès. — Les observations par lesquelles je commence ces citations, ont rapport à celui de ces genres dit *tremblements*. La première me fut fournie par une petite fille, la seconde par un artisan d'une cinquantaine d'années, la troisième par une jeune dame, la quatrième par une vieille mère de famille. Bornés chez la petite fille à l'avant-bras gauche, et chez l'homme à tout le bras droit, ces tremblements occupaient, chez la femme la moins âgée, le membre supérieur droit encore, ainsi que le membre inférieur du même côté, et chez l'autre femme la totalité de chaque bras. Rares dans le premier de ces cas où, datant de dix-sept mois, ils ne survenaient guère que pendant le sommeil, et dans le troisième où, anciens seulement de onze mois, ils n'avaient guère lieu que pendant la veille, ces tremblements étaient fréquents chez le quatrième sujet qui les éprouvait depuis trois ans au moins, et continuels chez le second qui les endurait depuis quinze à seize ans; mais, dans ces dernières circonstances, le mal se montrait, indistinctement, le jour ou la nuit. — Des exemples de *catalepsie* dont j'ai recueilli l'histoire, l'un me fut présenté par un enfant qui était en bas âge, l'autre par une dame de trente-cinq à quarante ans. Le premier, qui datait de treize mois environ, était constitué par l'impuissance complète qu'éprouvait ce jeune sujet à imprimer, par sa seule volonté et même par sa volonté aidée des mains, le moindre mouvement à ses membres inférieurs; tandis qu'ils se plaçaient, et, chose caractéristique, se maintenaient tout-à-fait immobiles dans la position, quelle qu'elle fût, qu'il m'avait plu de leur donner, soit en les y transportant en totalité, à droite, à gauche, en haut, en bas, en avant, en arrière, soit en la leur faisant prendre d'eux-mêmes par la pression que j'exerçais sur tel faisceau musculaire, comme aussi sur tel muscle particulier. L'autre de ces exemples, qui comptait une durée de plus de deux ans et demi, était caractérisé ainsi qu'il suit: La malade, après avoir éprouvé quelques spasmes généraux, bientôt suivis de pandiculations, de bâillements, se sentait fléchir les jarrets si elle était debout, les reins si elle se trouvait assise; puis, tombant dans un accablement physique et moral, pendant lequel, presque insensible au toucher, ne voyant pas du tout, n'entendant que confusément, mais étant capable de quelques mouvements du tronc, des cuisses, aussi lents que bornés, elle paraissait réfléchir, ensuite s'adresser la parole ou bien converser avec des personnes autres que celles qui l'entouraient, par monosyllables et comme en s'écoutant parler. Durant cet état, à forme magnétique, donnait-on aux bras de cette dame, à ses doigts, une position quelconque, ils la conservaient jusqu'à la fin de l'accès, qui se prolongeait une demi-heure et plus. Les paupières de cette infortunée, élevées ou abaissées à ma volonté, restaient aussi telles quelles, mais bien moins de temps. Pour ses jambes, elles ne se prêtaient presque pas à cette manœuvre automatique. Mais, si le sujet de la première de ces observations catalepliformes jouissait de la plénitude de ses facultés cérébrales, tout en ne pouvant pas s'opposer à ce que l'on agît en maître absolu sur ses membres inférieurs, le sujet de la seconde ne semblait avoir aucune conscience de ce qui se passait en lui lors des crises, assez rapprochées, qui minaient sourdement sa forte constitution primitive ; il n'en gardait du moins aucun souvenir.—Je ne rapporterai qu'un exemple de *chorée* ou *Danse-Saint-Guy*, pris sur une personne, à peine adolescente et d'une constitution délicate, qui se présenta avec l'aspect, les mouvements ainsi que les gestes pathognomoniques ci-après ; Physionomie étrange ; progression vacillante; espèce de claudication; agitation presque continuelle du visage où l'on voit, par temps, les yeux rouler d'une manière insolite, les joues se contracter et se relâcher convulsivement, les narines s'ouvrir et se fermer aussi anormalement, les lèvres se crisper pour, ensuite, devenir flasques, malgré la volonté de la malade, qui en a la parole embarrassée. Cette personne, en effet, ne fournit que difficilement, et d'une manière interrompue, les renseignements que je lui demande, sur l'apparition de son mal, les causes qu'elle peut présumer l'avoir occasionné, la marche qu'il a suivie, la médication qu'on y a opposée ; questions que j'adresse avant même de présenter un siège, tant j'ai hâte de saisir le principe de la désagréable affection de cette infortunée. Une fois assise, des soubresauts, fréquents, du torse, et une impossibilité, momentanée, de tenir les membres dans le repos, surtout les membres inférieurs qui brusquement s'agitent, puis s'allongent et finissent par rester immobiles, comme paralysés, ajoutent aux désordres musculaires éprouvés par cette pauvre créature. Elle se plaint, en outre, de difficulté à boire, à manger, car ses mains dirigent maladroitement le verre qu'elle veut approcher de la bouche, car ses mâchoires opèrent peu librement sur les aliments qu'elle ne réussit pas toujours, du premier coup, à y introduire. Des larmes qu'elle finit par ne pouvoir retenir, en m'entretenant de sa triste position qui date de cinq mois, achèvent de la dépeindre. — Trois d'entre les sujets que j'ai guéris d'*épilepsie* ou *mal-caduc*, et dont j'ai conservé des notes assez exactes pour ne pas commettre d'erreur en les citant, se trouvaient dans une position encore plus malheureuse. L'un d'eux, en effet, jeune et forte femme, mais délabrée par l'ancienneté de son affection, sentait, de temps en temps, l'estomac défaillir tout-à-coup, la tête se perdre, les jambes fléchir, le corps s'affaisser, pour, le plus souvent, reprendre de suite ses sens et se redresser, sans paraître se rendre compte de ce qu'elle avait éprouvé, ou bien, d'autres fois, pour tomber étendue sur le sol, où elle restait le visage pâle et convulsé, les yeux à demi-ouverts et mobiles, mais les membres comme morts. Il lui arrivait alors de passer en cet état quelques minutes, avant de revenir à elle, sans pouvoir dire ce qu'elle avait éprouvé, mais paraissant très-accablée. L'autre de ces trois épileptiques, habitué à de rudes travaux et âgé de vingt-six ans, petit de taille, mais bien pris, brun de peau, et sec et nerveux, était subitement renversé sans connaissance, à intervalles de trois à quatre semaines, depuis deux ans et sept mois qu'il avait éprouvé la première attaque de son mal. Une fois par terre, on l'y voyait, d'abord raide, sans mouvement, le teint plombé et la respiration gênée; puis, la salive, accumulée, durant cette première période, dans sa bouche, transsudait, peu à peu, entre ses dents fortement serrées les unes contre les autres, pour s'arrêter sur ses lèvres, en ce moment tremblotantes. Alors, aussi, ses membres se convulsionnaient assez vivement, surtout les bras, qu'on ne retenait pas sans être obligé d'employer une certaine force. Alors, encore, la circulation s'activait, le visage reprenait sa nuance naturelle, un peu plus terne toutefois. Enfin, cet infortuné entendait, confusément il est vrai, rouvrait les yeux, et revenait à la vie, en ne conservant, fort heureusement, qu'une idée confuse du danger qu'il avait couru de la perdre pendant plusieurs minutes, qu'une lassitude qui se dissipait le jour suivant, qu'une physionomie empreinte du cachet propre à cette maladie, lequel ne s'effaçait pas aussi rapidement. Chez la troisième personne, atteinte de mal-caduc, dont j'ai à tracer l'histoire, les accès, mensuels d'abord, puis plus rapprochés, et enfin presque quotidiens, qu'elle endurait, offraient un tableau de cette affection encore plus affreux. C'était une femme de trente-deux ans, et d'une organisation primitivement aussi robuste que détériorée ultérieurement par l'intensité de sa cruelle maladie, ancienne de treize années. Au moment d'avoir une attaque, cette personne éprouvait un frisson subit, pâlissait et tombait comme frappée de la foudre. Bientôt elle se roulait à terre, s'agitait ou se raidissait, et grinçait les dents. Puis, ses yeux, précédemment entr'ouverts et roulants, devenaient fixes; sa poitrine paraissait serrée et son visage violacé. Quand ces symptômes avaient duré une dizaine de minutes, tout ce temps! ses lèvres se couvraient d'écume, parfois sanguinolente, son teint s'animait, et les mouvements convulsifs qui avaient commencé peu après le début de l'accès, se calmaient graduellement. Enfin, à la suite d'un moment de calme apparent, cette infortunée revenait à la raison, en conservant de tout ce désordre une espèce d'engourdissement et comme de la stupeur, un accablement dans le corps entier et une pesanteur de tête qui variaient de durée. — Ne terminons pas le narré des principaux faits que nous avons recueillis sur ces divers genres de convulsions, sans dire que le désordre des grands centres organiques, éprouvé depuis long-temps par tous ces malades, avait atteint un degré plus ou moins élevé.

Ces convulsions sont à l'affection nerveuse ci-dessus mentionnée, ce que l'entérite précitée est à la fièvre lente un peu plus haut mentionnée. — Ce rapport se déduit, d'abord, de ce que cette variété de complication de cette affection nerveuse s'opère aussi naturellement que la variété de complication de cette fièvre lente qui occupe les intestins; je veux dire d'après, soit une marche analogue à celle que suit, pour se former, la gastrite dont il a été parlé, soit une marche semblable à celle que prend, pour s'établir, le spasme du cerveau dont il vient d'être question. — Il se déduit, ensuite, de ce que, à l'imitation de la rareté de l'entérite décrite, comparée à la gastrite de même espèce, ces convulsions sont observées moins souvent que ce spasme cérébral. — Il se déduit, enfin, de ce que, à l'imitation encore de la ténacité de cette entérite, comparée également à la ténacité de la gastrite de même espèce, ces convulsions restent plus rebelles que ce spasme du cerveau.

D'après les détails dans lesquels nous sommes entré, pour établir que l'accroissement de l'affection nerveuse dont il a été traité en premier lieu, ne tarde pas à amener le spasme cérébral dont il a été traité en second lieu, on ne contestera pas que cette affection nerveuse ne puisse produire, de préférence à ce spasme du cerveau, les convulsions qui sont étudiées en ce moment, lorsque telles des causes auront eu plus d'influence sur la moëlle épinière; lorsque surtout cette partie de l'appareil nerveux de la vie de relation sera, chez le malade, plus susceptible que l'encéphale, que les nerfs, que nul autre organe.—Si cette nouvelle complication de mon affection nerveuse se rencontre moins fréquente que sa complication siégeant sur l'encéphale, cela tient à ce que d'ordinaire les causes du mal agissent avec moins de force sur la moëlle épinière; cela tient aussi à toute l'importance naturelle du rôle que cette dernière partie de l'appareil nerveux de cet ordre remplit dans l'économie. — Cette double difficulté, que l'affection nerveuse doit vaincre avant d'engendrer cette autre complication, rend compte, et de sa résistance plus grande que celle du spasme cérébral auquel ces convulsions sont assimilées, et de la nécessité où l'on se voit, non-seulement d'employer le traitement de cette maladie générale, augmenté de celui de ce spasme cérébral, en les appropriant à la circonstance, mais encore d'y associer les antipasmodiques, internes et même externes, dont l'administration peut devenir indispensable.

Paragraphe III.

Système Encéphalo-Spinal.

Étourdissements.

En frappant le système encéphalo-spinal, la diminution de la vitalité de l'ordre auquel je fais allusion, entraîne les étourdissements ci-dessous relatés.

Dans ces étourdissements les malades ont, d'ordinaire, la sensibilité obtuse, la tête lourde, les idées lentes, le visage sans expression, avec affaiblissement de la vue, de l'ouïe, de l'odorat, avec plus ou moins de difficulté dans la parole et d'engourdissement dans le toucher : ils ont aussi des troubles fonctionnels généraux qui sont analogues à ceux de cette sorte qu'on observe dans les complications déjà relatées de notre affection nerveuse. — En outre, ces malades voient par moments, et ces intervalles peuvent être éloignés ou rapprochés ou même fréquents, les objets qui les environnent, tourner, leurs jambes fléchir, et leur tête se perdre à ce point qu'ils n'osent faire un pas sans crainte de tomber, qu'ils tombent même s'ils ne parviennent à se cramponner à quoi que ce soit de résistant.

Ainsi que pour les maladies chroniques qui précèdent, l'ensemble des symptômes caractéristiques des étourdissements en question varie à l'infini. Tandis que l'état obtus de la sensibilité de tels de ces sujets ne s'oppose pas à ce qu'ils soient sensiblement impressionnés par les mille et une causes naturelles, dont chaque individu bien portant éprouve plus ou moins vivement l'influence, celui dans lequel vivent tels autres d'entre ces sujets, est si prononcé que les plus fortes causes d'émotion les trouvent impassibles, lorsque surtout les conséquences, quelque fâcheuses qu'elles en puissent devenir, ne menacent pas directement leurs intérêts. Tandis que l'embarras et la pesanteur de tête que ceux-ci ressentent, ne sont pas assez marqués pour les empêcher de se livrer à quelque occupation, de vaquer à leurs affaires importantes, durant un certain temps au moins, ces symptômes ne laissent pas à ceux-là la faculté de réfléchir, de penser, fût-ce aux choses les moins sérieuses, les plus futiles. Ce sont particulièrement ces derniers malades dont les idées, lentes chez la plupart des personnes atteintes de cette affection, se forment, le plus souvent, difficiles, embrouillées, sans enchaînement aucun. Ce sont aussi ces derniers malades dont le visage, sans expression chez la plupart encore de ces personnes, paraît, parfois, hébété, stupide même. Pour l'affaiblissement de la vue que j'ai dit être éprouvé par la généralité de ces patients, peu sensible chez les uns, il est assez considérable chez d'autres. Pour l'affaiblissement aussi de l'ouïe, que l'on rencontre moins fréquemment que celui des yeux, léger chez un bon nombre de ces sujets, il est plus apparent chez certains d'entre eux. Pour l'affaiblissement encore de l'odorat, en général plus rare que celui de l'ouïe, que celui de la vue surtout, s'il existe à peine chez le plus grand nombre de ces mêmes malades, il devient assez fort chez quelques-uns. Relativement à la gêne que ces malades ont communément à parler, presque inappréciable chez ceux-ci, elle est assez apparente chez ceux-là. A l'égard de l'engourdissement que ces mêmes malades ressentent dans le toucher, peu marqué et passager chez tels d'entre eux, il reste plus prononcé et pour ainsi dire continuel chez tels autres. — Quant aux différences individuelles que peuvent offrir les troubles fonctionnels, plus étendus, dont j'ai cru suffisant de mentionner la coïncidence dans le tableau général des principaux symptômes de ces étourdissements, on conçoit combien, eux aussi, ils doivent varier, sans que j'aie besoin de m'y appesantir. Il est plus nécessaire que je le fasse à propos des variétés des désordres, les plus pathognomoniques de ces étourdissements, qui terminent ce tableau général ; elles sont d'ailleurs les plus nombreuses et les plus saillantes. En effet, si, par moments, pour ceux de ces sujets les moins affectés tout est confus à leurs côtés, ceux d'entre eux qui le sont davantage voient les objets qui les environnent, tourner avec plus ou moins de rapidité ; il y en a même qui croient tourner réellement. Et si, par moments encore, ceux de ces patients les moins attaqués sentent leurs jarrets faiblir plus ou moins, ceux qui le sont à un degré supérieur trouvent, les cas n'en sont pas très-rares, que leurs jambes se refusent tout-à-fait à les porter ; il en est même à qui elles semblent près de se rompre. Différences également dans l'intensité des impressions morbides que, par temps, ces personnes éprouvent dans la tête. En effet, tandis que les moins malades en restent quittes pour des éblouissements, forts et durables ; celles qui le sont un peu plus se sentent comme étourdies, sans pourtant cesser d'avoir la conscience de la vie, conscience que d'autres, atteintes de ce mal à un degré plus élevé, perdent plus ou moins complètement, et, cela, pour des heures entières ; ainsi qu'il arrivait (la rareté du fait m'oblige de le dire) à une toute jeune femme, de la campagne, avant que je l'eusse guérie. Après s'être, non-seulement réveillée, mais encore levée pour satisfaire quelque besoin ou pour vaquer aux premiers soins de son ménage, elle tombait, durant plusieurs heures quelquefois, dans un assoupissement d'où rien ne parvenait à la tirer; tandis qu'il cédait de lui-même, tantôt après des convulsions, tantôt sans convulsions, en laissant cette malheureuse sans aucun soupçon d'une infirmité qui datait de quatre ans, revenait régulièrement chaque jour, à la même heure, de la même façon, et qui, par intervalles, se répétait une seconde, une troisième fois dans le courant de la journée. Enfin, tandis que les moins malades de ces personnes peuvent supporter l'action de ces éblouissements, sans avoir besoin de chercher un appui, même en marchant, celles qui le sont davantage se trouvent forcées, fussent-elles arrêtées et même assises, de s'accrocher à un corps solide pour éviter de faire une chute, que d'autres, atteintes à un plus haut degré, subissent forcément, comme si elles étaient frappées d'*apoplexie*.

Ces étourdissements sont à l'affection nerveuse dont il vient d'être question, ce que l'hépatite décrite est à la fièvre lente dont il a été question plus haut.—C'est-à-dire que cette troisième variété de complication de cette affection nerveuse se produit, comme la troisième variété de complication de cette fièvre lente, par une augmentation de mal plutôt que par un changement de mal. — C'est-à-dire encore que, comparativement aux précédentes variétés de complications de la première de ces maladies générales, elle est aussi peu commune que l'est l'hépatite étudiée, à l'égard de l'entérite et de la gastrite également étudiées. — C'est-à-dire enfin que sa ténacité, plus grande que celle de ces autres résultats de mon affection nerveuse, réclame une modification de leur traitement en rapport avec le degré morbide qui donne naissance à ces étourdissements.

Qu'ai-je besoin, après avoir signalé comme je l'ai fait, la marche suivie par l'affection nerveuse pour engendrer le spasme cérébral et les convulsions ci-dessus mentionnés, de prouver que ce premier mode pathologique peut créer les étourdissements dont il est parlé ici? Je me borne à dire que cette nouvelle complication apparaît, plutôt que l'une ou l'autre de celles-là, lorsque les plus puissantes d'entre les causes morbides portent simultanément sur l'encéphale et la moëlle épinière. —Pour sa rareté proportionnelle, elle tient surtout au peu de fréquence de l'action simultanée de ces mêmes causes sur ces organes. — Pour la résistance intrinsèque de ces étourdissements, si, d'habitude, elle ne tarde pas à céder au traitement de l'affection nerveuse, accru des agents thérapeutiques qui le renforcent contre le spasme cérébral et les convulsions auxquels sont comparés ces étourdissements, il arrive, quelquefois, que cette résistance oblige de remplacer, par des excitants directs du cerveau et de son prolongement, les calmants, les antispasmodiques, voire aussi les dérivatifs dont on a eu besoin de faire usage dans ces dernières complications.

Paragraphe IV.

Nerfs Cérébro-Rachidiens.

Engourdissement ou Paralysie.

Lorsque le mode pathologique général dont il est question, va jusqu'à soustraire les nerfs cérébro-rachidiens à l'influence de l'encéphale, il occasionne l'engourdissement ou paralysie que je vais spécifier.

Cet engourdissement est caractérisé par une diminution, plus ou moins grande, de la faculté de sentir, par une diminution aussi, et plus ou moins grande également, de la faculté de se mouvoir. Ces altérations existent séparées, mais plutôt réunies, et d'une manière continue, mais plutôt passagère, dans une région, limitée ou étendue, du corps des personnes précédemment affectées de lésions, analogues à celles que j'ai déjà plusieurs fois mentionnées, dans les fonctions les plus moléculaires, les plus intimes de l'ensemble de l'économie.

Les variétés de cet engourdissement sont nombreuses, tant à l'égard de la région qui s'en trouve le siège qu'à l'égard du degré auquel le mal est parvenu. En effet, il peut occuper les sens, le visage, les membres supérieurs, et surtout les membres inférieurs, voire aussi la vessie, le rectum et même les organes sexuels. Il peut encore s'être borné à diminuer, soit la sensibilité, soit la contractilité de ces parties, ou ces deux propriétés à la fois; comme être allé jusqu'à les éteindre presque complètement, soit de prime-abord, soit plus tard. J'ai recueilli plusieurs exemples de chacune de ces variétés; j'en extrais les suivants: La vue, assez légèrement paralysée, dans la majorité des cas, pour qu'on ne juge guère de la diminution de sa netteté ou de sa portée qu'en voulant fixer un objet de petit volume, lire un caractère minuté, écrire de grosseur ordinaire ou regarder à une certaine distance, l'est, dans quelques-uns, à ce degré que l'on éprouve, par moments, de la difficulté à se conduire. Ajoutons que dans cette lésion de la vue, tantôt un œil est attaqué, tantôt ils le sont tous les deux, et, cela, à un degré égal ou inégal; dernière circonstance qui accroît le trouble ou l'atténuation de la vue. D'autres fois, divers points, soit des rétines, soit des cristallins, ont, seuls, perdu la faculté d'être influencés normalement par la lumière; particularité qui fait que le sujet n'aperçoit pas, d'une manière distincte ou uniforme, toute la surface d'un même objet, ou bien que le sujet voit, nettement et également, de l'œil resté sain la surface de cet objet, tandis qu'il n'en apprécie, d'une manière exacte, que certaines parties avec l'œil incomplètement amaurosé ou cataracté. L'ouïe, assez peu paralysée, dans la majorité des cas, pour que le malade s'en aperçoive seulement lorsque le son se trouve intrinséquement faible ou éloigné, l'est, dans quelques-uns, à ce degré que le malade n'a pas l'air d'entendre converser, lorsque, toutefois, la parole peut paraître adressée à une autre des personnes présentes : j'ai, par devers moi, plusieurs observations de cette surdité, qui peut affecter les deux oreilles, mais assez généralement une seule. L'odorat, paralysé, chez certains sujets, si faiblement qu'ils ne reconnaissent son altération que de loin en loin, l'est devenu, chez d'autres, à un degré assez intense pour les empêcher d'apprécier les odeurs les plus usuelles comme les plus franches; et, cela, d'une seule narine ou des deux, mais bien plus souvent de la droite et de la gauche. La voix, affectée, chez la plupart des sujets, de manière à ne les priver que de prononcer distinctement certains mots, va, chez d'autres, jusqu'à leur interdire, même habituellement, de tenir une conversation tant soit peu prolongée. Le toucher, à peine émoussé, dans quelques cas, oblige, dans quelques autres, d'employer les yeux à rectifier les erreurs trop fréquemment commises par le sens dont je signale l'altération. Pour le visage, sans mouvement si je puis ainsi dire, ou presque insensible, chez telles personnes, il est atteint, chez telles autres, dans la première et dans la seconde facultés, soit des deux côtés, soit d'un seul. Variétés un peu moins nombreuses, mais aussi tranchées, dans cette paralysie occupant les membres proprement dits. Je l'ai vue localisée à l'avant-bras et à la main du côté droit, où la vie ne se traduisait que par des picotements; à la jambe et au bras gauches, où la vie ne se manifestait guère, non plus, que par des fourmillements; aux jambes et aux cuisses, qui n'étaient sensibles que sous une forte pression, laquelle, exercée sur les pieds, n'amenait pas toujours ce résultat. A cette perte, presque complète, de sentiment se joignait, dans le bras droit d'un autre malade, la perte du mouvement à un degré semblable. Chez un dernier malade, les membres inférieurs, à partir des lombes, avaient une telle difficulté à se mouvoir, que cette personne ne parvenait pas à les changer de place, sans s'aider des mains. Variétés encore moins nombreuses, mais tout aussi tranchées, dans cette paralysie occupant la vessie, le rectum, les organes sexuels. Ainsi, l'émission des urines, habituellement embarrassée, n'a lieu parfois qu'après des efforts considérables; ou bien les urines, toujours difficilement rendues, peuvent éprouver une suppression de vingt-quatre, trente-six heures et plus. Dans un cas, compliqué de gêne de la parole, d'affaiblissement de la vue, l'urine ne sortait, depuis trois ans passés, qu'au moyen de la sonde. Ce même sujet, à peine adulte, n'allait à la selle que par lavements, qu'il lui arrivait de ne pouvoir rendre sans se presser le ventre. Si, chez une autre personne, le rectum était atteint dans sa contractilité à ce degré, qu'il ne laissait que rarement passer les matières fécales, malgré la précaution qu'on prenait de les ramollir le plus possible, chez une dernière personne le rectum avait sa sensibilité si débilitée, qu'il ne pouvait retenir les excréments, mais surtout les glaires qui les enduisaient d'habitude. Pour les organes génitaux, ils sont plus ou moins oublieux des actes vénériens, dont l'accomplissement, accidentel, devient douloureux chez la femme et énervant chez l'homme. Terminons en signalant combien peuvent se trouver altérées, et, souvent, d'ancienne date, chez ces malades, les fonctions les plus simples, les moins complexes de l'organisme entier.

Cet engourdissement est le résultat de l'affection nerveuse ci-dessus décrite, et qui, dans ce cas, attaque plus particulièrement les nerfs d'une seule ou de plusieurs des régions du corps non indispensables à la conservation du reste de l'économie. — Ajoutons, après avoir dévoilé l'origine de cette paralysie, que si elle peut recevoir de cette origine un cachet de résistance considérable, cette résistance finit pourtant par céder à la médication de la maladie générale d'où est née cette lésion, lorsque l'on proportionne cette médication à ce dernier état pathologique.

Nous avons vu comment notre affection nerveuse arrivait à produire l'une ou l'autre des espèces morbides qui précèdent, en modifiant la vitalité des organes ou des groupes organiques dans lesquels siègent ces espèces pathologiques. C'est par une succession de phénomènes analogues que cette maladie générale parvient à altérer, tantôt séparément, tantôt à la fois, la sensibilité et la contractilité des régions du corps les moins nécessaires au maintien de son existence, et que les nerfs précités animent. — Quant à ce qui regarde la ténacité qu'offre cet engourdissement, j'ai à dire qu'elle est vaincue par le traitement de l'affection nerveuse si, après l'avoir secondé d'un exercice ou d'un repos en rapport avec l'intensité de la déperdition vitale qu'ont atteinte les nerfs des parties où réside cette paralysie, on complète ce traitement par l'emploi, local, des excitants dont l'administration générale, qui peut ou doit être conservée ici, triomphe de tel degré des étourdissements sus-mentionnés.

DEUXIÈME ORDRE.

Paragraphe unique.

ENSEMBLE DE LA POITRINE.

Spasme Pectoral ou Angine de Poitrine.

L'appauvrissement de l'économie qui s'est établi par la vie animale ou de relation, affecte-t-il, de préférence, l'ensemble de la poitrine, il engendre un spasme pectoral ou angine de poitrine, pouvant se compliquer d'expectoration, soit sanguine, soit muqueuse, comme aussi de battements de cœur, et dont voici le tableau.

Cette angine de poitrine consiste en une constriction angoissante du thorax, survenant d'une manière brusque, mais le plus souvent après augmentation de l'agacement nerveux, de l'inquiétude vague, des pandiculations réitérées, des malaises particuliers, de la lassitude générale et des bouffées de chaleur ressentis, d'habitude, par les sujets qui sont prédisposés à cette forme de spasme pectoral. Elle a lieu plus ou moins intense, superficielle plutôt que profonde, et passagère ou durable, en s'accompagnant, à un degré variable, de toux avec ou sans crachats, de palpitations de cœur, d'embarras cérébral, ainsi que de quelques autres troubles fonctionnels; conséquences inévitables des désordres éprouvés conjointement par les principaux organes ou groupes organiques de l'économie.

L'ensemble des traits caractéristiques de cette angine de poitrine est rarement uniforme. En effet, tantôt la constriction et l'angoisse, par lesquelles la scène s'ouvre, sont bornées à une seule région du thorax, comme sa partie antérieure, sa partie postérieure ou bien l'une et l'autre à la fois, comme encore ses régions claviculaires, sternale, ou celles qui sont situées entre les épaules, sous les omoplates, soit réunies, soit séparées. Tantôt, au contraire, ces premiers symptômes occupent toute l'étendue de la poitrine, et même en dépassent les limites; en haut, pour gagner le cou qui en est étreint, les mâchoires qui en sont comme paralysées; en bas, pour se propager à l'épigastre et même à l'ombilic, aux reins et jusqu'aux hanches. Si, dans certains cas, ces symptômes sont légers, restent extérieurs et passent vite; si, dans d'autres, ils sont plus marqués, pénètrent jusqu'à l'intérieur et durent davantage, il y a certains cas aussi où ils se montrent intenses, attaquent profondément les tissus, et persistent long-temps. Parfois la gêne de la respiration consiste en une simple dyspnée, sans la moindre toux; parfois aussi elle passe à l'état d'oppression assez prononcée, et, le plus souvent, avec une toux saccadée, fatigante; d'autres fois encore elle revêt le caractère de la suffocation, même imminente, en s'accompagnant d'anxiété extrême, d'une toux de nature pareille à celle qui a lieu dans la circonstance précitée, mais bien plus pénible, et suivie de l'expectoration de mucosités glaireuses, striées ou non de sang. Pour les palpitations de cœur, elles se traduisent, dans quelques circonstances par des mouvements sans douleur sensible, dans d'autres par des secousses, soit larges, soit concentrées, mais toujours fortes, sinon très-vives; il est quelques circonstances encore où elles se font tumultueuses, avec cardialgie violente, atroce même. L'embarras de tête qu'en même temps ces malades éprouvent, peu marqué chez les uns, est si développé chez les autres que, dans le nombre, on en voit dont le cerveau se trouve pris, au point de ne leur plus permettre de se rendre compte des souffrances qu'ils endurent, notamment des troubles gastriques, intestinaux, musculaires et autres qui se passent réellement en eux. La preuve de la réalité de ces derniers troubles, c'est qu'ils se manifestent au dehors par des éructations, des vomissements, par des borborygmes, des vents et aussi des selles involontaires, par des soubresauts des extrémités, des secousses dans les membres, et même des convulsions; c'est qu'ils se manifestent également par une sueur froide, localisée au front, sur les joues qu'elle peut baigner, ou étendue au-devant de la poitrine, entre les épaules sur lesquelles elle peut ruisseler, et par une incontinence d'urine plus ou moins impatientante. Ces nouveaux désordres, à vrai dire, se dissipent peu après l'apparition de la crise qui les a occasionnés, mais non pas toujours sans que les patients qui ont eu à les supporter, n'en conservent, irrésistiblement, un souvenir qui fait leur désespoir. Telle, du moins, paraissait être la nature du sentiment qui se peignait sur le visage pâle et terne, sur la physionomie, visiblement décomposée, des plus âgés de ces malades qu'à l'égal d'un vieillard de soixante-sept ans, j'ai eu l'occasion de traiter pour ce spasme pectoral. Les mêmes impressions sinistres se réfléchissaient sur les traits amaigris et attérés de deux jeunes gens, lesquels en proie, depuis plusieurs mois, à des accès, foudroyants, de cette espèce d'angine de poitrine, en appréhendaient continuellement le retour. Il était redouté avec raison par ces dernières personnes, et surtout par un autre jeune homme, lequel, maintes fois, pendant les cinq années qu'il fut, presque chaque jour, soumis à ce mal cruel, avait touché aux portes du tombeau.

Cette angine de poitrine, qui est moins répandue que le spasme du cerveau dont j'ai parlé, se montre au même âge, reste aussi indépendante des saisons, et peut persister autant d'années que cet état cérébral, comme offrir, à la longue, une intensité égale. — Pour juger exactement et combattre avec efficacité ce spasme pectoral, on doit commencer par se rendre compte de l'état anormal qu'éprouve, depuis un temps plus ou moins reculé, chez les personnes qui portent cette angine de poitrine, le réseau élémentaire commun et primitif où siége l'affection nerveuse qui a été étudiée, puis apprécier l'influence que cet état morbide de ce système organique exerce sur la vitalité de toute la poitrine.

Nous avons dit de quelle manière notre affection nerveuse influait sur telle ou telle partie des centres nerveux de la vie animale pour amener celles de ses complications déjà décrites. C'est par des phénomènes d'une filiation de même ordre que cette affection nerveuse engendre le spasme pectoral en question. Les sujets qu'il atteint, en effet, ressentent, plus ou moins anciennement, cette première maladie avant d'endurer ce spasme pectoral ; il ne paraît que lorsque l'ensemble de la poitrine se trouve, à cause d'une délicatesse native ou acquise, plus frappé que nulle autre région de l'organisme, par l'altération sus-mentionnée de la trame cellulo-vasculaire générale. — De la marche suivie par ce spasme pectoral pour se former, il résulte que sa médication veut être celle de l'affection nerveuse qui le produit, mais plus prolongée, avec la précaution d'éviter toute gêne pour la respiration, pour la circulation, avec la précaution aussi d'administrer, pendant les crises du mal, les sédatifs, externes ainsi qu'internes, du poumon, du cœur.

TROISIÈME ORDRE.

Paragraphe unique.

Appareil Digestif.

Névrose de la Digestion.

L'appauvrissement que nous voulons désigner, influence-t-il, d'une façon plus directe, l'appareil digestif, il forme une névrose de ses principaux organes dont les symptômes sont les suivants.

Cette névrose se traduit par des douleurs vives, ressenties superficiellement ou profondément dans l'abdomen, et qui, d'abord vagues et passagères, finissent par se fixer à l'épigastre, aux intestins, au foie, aux reins, à la vessie ou bien au rectum, selon celui de ces organes qui est le plus attaqué, comme en y gagnant les dénominations de gastralgie, d'entéralgie, d'hépatalgie, de spasme des reins, de la vessie ainsi que du rectum. Ces douleurs, souvent précédées, accompagnées ou suivies d'une soif irrégulière, d'un appétit capricieux, avec langue d'aspect variable, et diminuées ou augmentées par la digestion proprement dite, même par une occupation intellectuelle ou simplement un travail corporel ; ces douleurs, dis-je, présentent des phénomènes distincts pour celui des principaux organes abdominaux dans lequel elles se sont localisées. — L'estomac est-il plus particulièrement atteint, il y a des tiraillements épigastriques, constants ou momentanés, puis les digestions, laborieuses, même dès leur début, et pouvant produire des éructations, des crampes, ainsi que des vomissements, ne s'opèrent pas sans gonflement, ou plutôt sans resserrement au creux de l'estomac ; région qui, en dehors de ce temps, est aplatie, douloureuse, au lieu d'être ballonnée, insensible. — Sont-ce les intestins que le mal frappe davantage, les tiraillements se font sentir dans le ventre d'une manière permanente ou accidentelle, et les digestions, plus ou moins pénibles, même dès qu'elles commencent, produisent tôt ou tard des tranchées dans la région ombilicale, où il peut exister, en dehors de cet acte, de la douleur, plutôt que de l'insensibilité, et du météorisme, mais plus généralement de la rétraction. — Le siège du mal est-il surtout dans le foie, le sujet ressent au-dessous des fausses-côtes droites, même étant à jeûn, soit une simple gêne, soit une véritable douleur ; impressions morbides qui augmentent, tantôt avec vomissements, tantôt sans vomissements, et un peu moins ou un peu plus de temps après les repas, que n'en mettent à se déclarer dans la gastralgie et l'entéralgie dont il vient d'être parlé, les crampes, les tranchées, qui en sont l'expression la plus commune. — Les reins se trouvent-ils plus lésés, c'est dans les lombes que le sujet accuse une tension, un empâtement, habituels ou fortuits, et qui se changent, plus ou moins de temps après l'ingestion des aliments, soit solides, soit liquides, en une douleur, parfois très-aiguë et assez tenace. — Est-ce sur la vessie que l'affection se réfléchit de préférence, les symptômes consistent en des besoins impérieux d'uriner, lesquels sont assez éloignés ou très-rapprochés de l'alimentation, lesquels aussi occasionnent, dès qu'ils se font sentir, du chatouillement à l'extrémité de l'urètre, et, pendant qu'ils s'accomplissent, de l'ardeur le long de ce canal ; dernière sensation qui persiste quelques instants après qu'a été rendue une urine, claire plutôt que trouble, et ordinairement peu abondante.—L'affection occupe-t-elle plus spécialement le rectum, on éprouve au bas du dos une sorte de pesanteur, qui est presque habituelle; puis les selles qui, rares et dures plutôt que fréquentes et molles, ont lieu toujours péniblement, peuvent ne s'effectuer qu'à la suite de besoins répétés et fatigants, ainsi que s'accompagner d'irritations à l'anus soutenues et énervantes. — Ajoutons qu'en général, l'ensemble de ces symptômes est précédé d'une sensibilité délicate, d'un sommeil léger et souvent agité, de lassitude...., ainsi que suivi d'une calorification irrégulière, de sécrétions et d'excrétions anormales, d'une nutrition viciée.....

Les caractères spéciaux de cette névrose varient considérablement, mais surtout eu égard à son siège le plus restreint, le plus apparent. En effet, si, tant qu'elle est vague et passagère, la douleur pathognomonique de ce nouvel état morbide peut rester à peine perçue, se montrer extérieurement et se dissiper par l'acte digestif, même par une occupation de l'esprit ou du corps, au lieu de devenir acérée, d'être ressentie à l'intérieur et de s'accroître par la digestion, même par un travail cérébral ou musculaire; si les modifications survenues dans la soif et dans l'appétit, tant que cette douleur est disséminée dans l'abdomen, peuvent ne consister qu'en une faible sécheresse de la bouche, qu'en une certaine diminution de la faim, associées à une langue assez normale, au lieu de se traduire par une altération intense avec une langue effilée et garnie d'aspérités, par une aversion complète pour les aliments avec une langue large et unie, les souffrances qui proviennent de la fonction propre à l'organe directement affecté par cette névrose, présentent des différences plus nombreuses, plus saillantes. — Ainsi, au sujet de l'estomac : Les tiraillements épigastriques, plus ou moins vifs, même durant la vacuité de cet organe, se changent parfois en spasmes d'une violence excessive, que l'on ait ingéré de la nourriture ou que l'on soit à jeun. Les éructations, momentanées chez quelques malades qui n'y font aucune attention, sont incessantes chez d'autres qui ne parviennent à les suspendre qu'en retenant plus ou moins leur haleine, qu'en provoquant des bâillements soutenus. Les crampes, à peine sensibles chez les premiers qui les dissipent par de légères frictions, acquièrent chez les seconds une si grande intensité, qu'afin de se calmer, ils sont contraints de se presser fortement la région épigastrique, à l'aide des mains, des bras, et même contre un meuble : j'ai vu un malade qui ne maîtrisait cette variété de souffrances qu'en se faisant serrer graduellement la ceinture avec une grosse corde. Les vomissements, qui sont presque exclusivement formés de matières alimentaires, lorsque surtout cet acte morbide est peu fréquent, rares et volontaires dans la majorité des cas, se montrent dans un petit nombre réitérés à ce point, que quelques sujets les voient, malgré eux, s'effectuer sans interruption. Ces vomissements ont lieu alors, soit de suite ou peu de temps après les repas, soit huit à dix heures plus tard, et même davantage; ainsi que je l'ai observé, particulièrement dans un cas où ils revenaient tous les jours depuis plusieurs mois, quoique la nourriture eût été réduite à un bouillon léger : bu dans la matinée, il était rejeté le soir, après mille angoisses. Ajoutez à ces maux que s'ils existent parfois avec distension, ou plutôt resserrement, peu considérable, à l'estomac, ce dernier symptôme, qui ne se borne pas toujours à cette seule région de l'abdomen, acquiert souvent un tel degré, que l'épigastre paraît comme caché sous le diaphragme. Ajoutez encore que si, en dehors des digestions, cette région est tout-à-fait insensible chez plusieurs de ces malades, elle reste, même alors, plus ou moins douloureuse chez certains d'entre eux, parmi lesquels il y en a qui sont martyrisés par cette série, à peine interrompue, de souffrances. — Ainsi, au sujet des intestins : Si la sensation de tiraillement, qui existe dans la région ombilicale lorsque la faim ou la soif commande, est éprouvée à un degré peu prononcé par quelques-uns des malades auxquels nous faisons allusion, cette sensation acquiert chez la plupart une telle intensité, que certains d'entre eux la comparent à un véritable déchirement d'entrailles. Si les tranchées, produites par la digestion de la nourriture ingérée à la suite de l'appel instinctif qui a eu lieu, sont à peine perçues par quelques-uns de ces malades avant que les aliments, sinon les boissons, soient parvenus dans les intestins, dont la masse est rétractée contre la colonne vertébrale, plutôt que météorisée, et que calme une pression, même forte, ces tranchées sont éprouvées par certains autres dès que la nourriture atteint l'estomac, et même si violemment éprouvées que, dans le nombre, j'en ai vu se rouler à terre avec une sorte de désespoir. En outre, il peut se faire que ces souffrances se dissipent rapidement chez les sujets les moins affectés, au lieu qu'elles persistent des heures entières chez les plus affectés, et sans pour ainsi dire laisser à ces dernières personnes un instant de répit. — Variétés également dans les caractères propres à cette névrose du foie : La gêne ou la douleur éprouvée aux fausses-côtes droites, peut se propager au-delà de cette région, soit vers l'épigastre, soit vers l'ombilic, mais plus communément s'étendre dans l'hypochondre du même côté, où elle persiste plus qu'ailleurs. Ces souffrances, à peine accrues par la digestion chez les sujets qui ont peu de mal, redoublent par cette fonction chez ceux qui en ont davantage; aussi, tandis que les premiers ne craignent pas trop de manger ou de boire, les seconds se privent autant que possible d'aliments et de boissons, lorsque surtout il résulte de leur usage des vomissements, dont les secousses, violentes en général, n'aboutissent en général aussi qu'à amener quelques mucosités, à peine teintes de bile. Notons encore l'irrégularité des moments de la digestion auxquels se produit l'accroissement des souffrances, que peuvent endurer les personnes atteintes de cette hépatalgie ; car, si c'est presque au sortir de table que ces souffrances augmentent chez tels de ces malades, ce n'est que plus ou moins de temps après les repas qu'a lieu ce résultat, chez tels autres de ces patients. — Variétés également dans les symptômes propres à cette névrose des reins : La tension ou l'empâtement qui existe dans les lombes, peut, par le fait de l'acte digestif, se changer, non-seulement en une douleur très-aiguë, très-tenace, mais encore en une douleur qui se propage aux flancs, surtout vers le flanc droit, à la vessie et jusqu'aux parties génitales. Cette augmentation de souffrances peut même se compliquer de soulèvements de cœur plus ou moins réitérés, comme aussi de vomituritions plus ou moins énervantes. Mais ces phénomènes, rarement immédiats à l'ingestion de la nourriture, surviennent plutôt quelques heures après qu'elle a été prise, sur la fin de la digestion. — Quant aux différences symptomatiques présentées par la vessie atteinte de la névrose dont je parle : Si les envies impérieuses de rendre les urines, ne sont guère plus réitérées que d'habitude dans quelques cas, elles se renouvellent continuellement dans d'autres; et si le chatouillement urétral qu'elles occasionnent, est d'ordinaire peu sensible, il ne laisse pas de devenir parfois impatientant. Mêmes diversités dans l'ardeur que ces besoins d'uriner produisent le long de ce canal : Généralement d'un degré supportable, elle est par exception intolérable. Disons encore que cette dernière sensation, qui dans tous les cas persiste un certain temps après l'émission des urines, se perpétue pour ainsi dire par intervalles, et que l'urine, qui dans tous ces cas aussi est ordinairement limpide, peut quelquefois perdre sa transparence. Faisons remarquer enfin que cette sécrétion qui, le plus souvent n'est pas abondante, peut accidentellement être rendue en quantité considérable. — Pour les différences symptomatiques présentées par le rectum atteint de la même névrose que celle qui produit le spasme vésical que nous venons d'étudier : Si la pesanteur presque habituellement éprouvée à l'anus, est peu sensible dans certains cas, elle est plus prononcée dans d'autres, où il semble que cette fraction des intestins va faire hernie; et si les envies d'aller à la selle sont aussi rares qu'éloignées des repas chez tels de ces sujets, qui gardent à peine le souvenir des épreintes que la défécation détermine, ces envies se font ressentir aussi fréquentes que rapprochées des repas chez tels d'entre eux, qui en redoutent l'accomplissement, tant il est douloureux. Il peut arriver en outre que les besoins de se présenter à la garde-robe, au lieu de se dissiper peu après la sortie des fèces, se continuent, en simulant de nouveaux besoins dont la persistance finit par plonger ces personnes dans un accablement, dans une prostration, qui les décourage, qui les désole. J'ai même traité de ces malheureux chez lesquels ce phénomène morbide devenait presque une infirmité, en surgissant à toute heure du jour comme de la nuit, au milieu d'un travail assidu, d'une occupation sérieuse, ou d'un sommeil déjà trop faiblement réparateur, en se prolongeant plusieurs heures, des demi-journées et même davantage. — Mais à toutes ces particularités ne se limitent point celles qu'offrent les symptômes de ces névroses; il m'en reste encore à signaler, dont les unes précèdent, dont les autres suivent la formation de cet état morbide des organes digestifs. Parmi les premières de ces particularités s'offre, d'abord, la sensibilité qui, toujours délicate chez ces malades, l'est à un si haut degré, parfois, chez quelques-uns, qu'ils sont, alors, facilement agités, impatients, ainsi que tristes, inquiets, et même d'une grande mobilité. Cette mobilité, qui contraste assez avec leur faiblesse habituelle, ne leur permet pas de rester long-temps en place; elle les pousse, au contraire, à aller et venir, à changer d'occupation, à chercher des distractions nouvelles. S'offre, ensuite, le sommeil qui, presque toujours léger, l'est à ce point, chez quelques-uns aussi de ces malades, qu'il s'interrompt sous l'influence du moindre bruit, du plus faible mouvement imprimé à leur couche, du plus léger attouchement d'une partie de leur corps. Conserve-t-il, accidentellement, plus de résistance, une autre anomalie l'attaque : il est troublé par des rêves multipliés, incohérents; lesquels, parfois, se dissipent seulement après un grand malaise, ou bien si, pour y soustraire les patients, on provoque un réveil qui, ordinairement, est, alors, assez difficile à obtenir. Ce sont surtout ces derniers sujets chez qui l'accablement, commun à tous, est des plus apparents, car ils semblent comme affaissés sous leur propre poids, car on les voit ne se décider qu'avec peine à se livrer à quelque occupation, à faire tant soit peu d'exercice, car ils restent volontiers immobiles, et plus ou moins absorbés en eux-mêmes, dans le premier lieu où ils se trouvent, sur le premier siège où ils se sont laissé tomber pour ainsi dire.... Parmi les secondes de ces particularités comptent des frissons ou des bouffées de chaleur, soit momentanées, soit soutenues; une transpiration ou une sécheresse de la peau, lesquelles varient d'intensité; un amaigrissement, qui peut devenir excessif.....

Cette névrose de la digestion survient à la même époque de la vie que le spasme cérébral ci-dessus étudié, dépend aussi peu que lui des diverses saisons, et peut se prolonger non moins de temps, comme finir par atteindre la même intensité. — La nature de cette névrose de la digestion, généralement couverte d'un voile épais, reste moins impénétrable au médecin qui prévoit le résultat qu'amènera, sur la totalité des organes digestifs, la durée de l'affection nerveuse ci-dessus décrite ; et la médication de cette même névrose, sujet aussi général d'erreurs nuisibles, est moins difficile à trouver pour le médecin qui connaît les moyens curatifs de cette affection nerveuse. J'ai eu maintes occasions de m'assurer de cet avantage, car cette nouvelle complication de cette maladie est presque aussi commune que sont multipliées celles de ses complications portant sur l'encéphale, la moelle épinière, le système encéphalo-spinal ou l'ensemble de la poitrine, et desquelles nous avons parlé aux paragraphes qui en tirent leur dénomination.

L'influence qu'ici nous attribuons à notre affection nerveuse, découle des mêmes raisons que celles qui ont fait admettre l'influence exercée, sur les régions précitées, par cette affection nerveuse. Mais, pour que la maladie générale dont il est question, soit ressentie de la manière indiquée par tous les organes digestifs, plutôt que par tels des organes ou des groupes organiques qui, attendu l'espèce de la prédisposition, ont occasionné l'une ou l'autre des complications de cet état morbide étudiées antérieurement, il est indispensable que cette vaste région du corps ait une sensibilité, innée ou accidentelle, plus marquée qu'aucun autre des grands centres qui concourent à le composer. — Chercherons-nous à prouver, après les considérations dans lesquelles nous venons d'entrer au sujet de la nature de cette névrose de la digestion, qu'à l'exemple des précédentes complications de notre affection nerveuse, elle cède au traitement de cette maladie? Nous nous bornerons à noter que la guérison de cette névrose suit ce traitement avec d'autant moins de lenteur, qu'on a soin d'empêcher que l'acte digestif ne soit troublé dans son ensemble, mais surtout dans celui de ses détails dont est chargé l'organe qui se plaint le plus; qu'on a soin encore de combattre les accès du mal par les sédatifs, extérieurs et même intérieurs, du système digestif.

QUATRIÈME ORDRE.

Paragraphe unique.

RÉGIONS PLUS LIÉES QU'AUCUNE AUTRE A L'INNERVATION CÉRÉBRO-SPINALE.

Névralgie.

L'appauvrissement en question s'appesantit-il, davantage, sur les régions du corps plus liées qu'aucune autre à l'innervation cérébro-spinale, il crée une névralgie dont voici la description.

Les traits les plus saillants de cette névralgie sont : une douleur vive, instantanée plutôt que durable, mobile plutôt que fixe, accidentelle plutôt que périodique; douleur qui existe avec élancements, mais d'ordinaire sans chaleur, ni rougeur, ni tension dans l'organe où elle siège ; qui existe aussi avec mouvement de cet organe naturellement gêné, ou bien instinctivement enrayé pour éviter les souffrances dont tout exercice peut alors devenir cause; qui existe encore avec formication, voire même torpeur locale, plus ou moins fatigantes; qu'enfin on trouve toujours précédée d'un trouble habituel dans la sensibilité générale, l'aspect du visage, l'état de l'esprit...., ainsi que dans la calorification, les sécrétions et les excrétions, la nutrition.....

Mais tous les malades atteints de cette névralgie n'offrent pas l'ensemble de ses principaux symptômes à un égal degré. En effet, tandis que la douleur, toujours aiguë, reste supportable aux uns, elle devient intolérable aux autres; et, si cette douleur ne dure qu'un instant chez tels de ces sujets, elle persiste plus ou moins chez tels d'entre eux. En effet encore, au lieu de se présenter mobile, comme dans la plupart des cas, jusqu'à passer, avec une rapidité électrique, d'un des points de la vie de relation à un ou plusieurs autres points de cette même vie, tout en parcourant de préférence les membres inférieurs, les genoux, l'articulation du pied avec la jambe, et aussi les reins, les membres supérieurs, les poignets, l'articulation de l'épaule avec le bras; la douleur, dans quelques cas, se fixe, mais d'habitude pour peu de temps, sur certaines régions. Je l'ai rencontrée, ainsi localisée, aux parties latérales des jambes et des pieds; aux creux des jarrets et aux côtés des genoux; à l'hypochondre droit; au flanc gauche; sur le sein de ce côté du corps; entre les épaules et le long des bras; entre les épaules aussi et vers le bas du cou; entre les épaules encore, ainsi qu'au-devant de la poitrine, dont cette névralgie longeait le côté droit pour se perdre à l'angle correspondant de la mâchoire. Je l'ai même vue localisée, au degré indiqué, sur les tempes; sur le sourcil gauche ; sur les oreilles ; sur la paupière inférieure droite; au-dessous de la pommette de ce côté du corps; à l'aile gauche du nez; à la partie moyenne de la branche horizontale droite de l'os maxillaire; sur toute la partie supérieure de ce côté du visage. Cette douleur, qui survient de temps en temps, mais sans régularité aucune en général, peut aussi reparaître presque à époques déterminées, chez la femme du moins. Quant à l'élancement qui l'accompagne toujours, qu'il soit unique ou multiple, s'il a lieu d'ordinaire sans chaleur, ni rougeur, ni tension, dans le point où on le ressent, il lui arrive quelquefois de causer plus ou moins d'accélération dans le pouls. Pour la gêne, forcément survenue dans les mouvements de la région qu'occupe cette névralgie, ou leur suspension qui est prudemment opérée, si, le plus souvent, le premier de ces nouveaux symptômes est peu considérable, et le second seulement momentané, il arrive aussi que cette région ne peut, durant un certain temps au moins, exercer d'action. A l'égard de l'espèce de fourmillement et même d'engourdissement locaux, que j'ai dit accompagner encore, assez habituellement, la douleur pathognomonique de la névralgie en question, ces symptômes, aussi peu sensibles que peu désagréables chez le plus grand nombre des sujets qui les ressentent, sont aussi marqués qu'impatientants chez quelques autres. — En outre, tous ces malades paraissent d'une irritabilité plus ou moins grande, laquelle, antérieure à la névralgie, s'accroît par le fait des souffrances que cette augmentation de maux leur occasionne. Tous aussi ont les traits d'une mobilité accoutumée qui, par ces mêmes souffrances, se change en un agacement plus ou moins pénible à voir. Tous encore vivent dans une disposition d'esprit qui les rend plus ou moins ennuyeux aux personnes qui les entourent et à eux-mêmes, lorsque surtout ils sont en proie à quelque exacerbation de leur mal... Ces personnes, enfin, ont des frissons momentanés, et des bouffées de chaleur passagères; une peau, tantôt aride, tantôt baignée de sueur, et des urines, ou rares, ou abondantes; une dyspepsie, une maigreur, et un affaiblissement qui peuvent être très-prononcés.....

Cette névralgie n'est autre chose que notre affection nerveuse, mais existant depuis assez long-temps et qui, au lieu de réagir comme il est indiqué à l'un ou à l'autre des paragraphes qui ont passé sous les yeux du lecteur, influence la trame d'une ou de plusieurs des régions du corps les plus liées à l'innervation cérébro-spinale, de manière que ces régions se plaignent plus ou moins conformément à la description morbide que renferme le présent paragraphe. — Cette névralgie, qui est moins fréquente que cette affection nerveuse, quoique assez répandue, guérit par une médication identique à celle qui détruit cette dernière maladie; pourvu qu'à l'exemple de ce qu'on a dû faire dans ses précédentes complications, le fond de cette médication soit augmenté de moyens appropriés à la résistance de cette névralgie, naturellement plus rebelle que cette, même affection nerveuse, leur mère, leur souche primitive, leur principe générateur.

Les liaisons intimes que la Nature a établies entre le système élémentaire commun, siége de cette affection nerveuse, et les diverses régions qui concourent à l'exercice régulier de la vie animale, sont connues. On admettra donc l'influence particulière que j'indique être produite, sur telles de ces régions, par la persistance et l'aggravation de cette maladie générale ; soit que certaines de ses causes aient plus spécialement porté sur les parties molles de ces régions, soit que les masses charnues qui contribuent à les former, aient une constitution plus impressionnable, moins résistante, que la constitution d'aucune autre fraction, simple ou complexe, de l'économie, soit encore que le sujet se trouve dans l'âge où les os qui supportent ces chairs, s'allongent avec une rapidité trop grande. — Les observations de cette névralgie que, comparativement à cette affection nerveuse, on se trouve plus souvent à même de faire, résultent de ce qu'il arrive à cette dernière maladie de guérir sans le concours de l'art ; tandis que la névralgie en question ne se dissipe jamais sans l'emploi du traitement de cette affection nerveuse, accru des calmants, comme aussi des dérivatifs, demandés par le spasme cérébral que l'on a vu compliquer cette maladie générale. Ajoutons qu'il faut préciser si, dans le cours de ce traitement, les sujets prendront de l'exercice ou bien garderont le repos, et si, lors du redoublement des douleurs, on introduira des stupéfiants par l'estomac ou bien par la peau dont est revêtue la région qui souffre le plus.

CHAPITRE TROISIÈME.

DIMINUTION

DE LA VITALITÉ HUMAINE,

Survenue par l'un ou l'autre des deux grands rouages de l'économie, mais existant, depuis assez de temps, pour avoir rendu ostensible la réaction occulte si vite établie entre leurs systèmes élémentaires.

Quand elle survient par l'un ou l'autre des grands rouages de l'économie, c'est-à-dire, soit par sa fraction végétale ou de nutrition, soit par sa fraction animale ou de relation, la diminution de la vitalité humaine peut, après une plus ou moins longue durée, se comporter de manière à se manifester sur certains des tissus communs aux deux vies, et de manière aussi à se manifester, simultanément sinon à un égal degré, sur quelques-uns de leurs appareils principaux.

Étudions les plus importantes de ces manifestations régulières, mais ordinairement tardives à se produire, de la déperdition vitale dont il s'agit; et, dans cette étude, suivons une marche analogue à celle qui a été adoptée aux précédents chapitres de la présente division de cette deuxième partie de notre œuvre.

ARTICLE I.

AFFAIBLISSEMENT DE L'ORGANISME,

ÉTABLI PAR L'UNE DES DEUX VIES,

Mais qui, après avoir manifestement envahi l'autre vie, se montre sur leurs tissus communs.

Parmi les tissus communs aux deux vies qu'il arrive à l'affaiblissement de l'organisme d'influencer, après qu'introduit par l'une d'elles, il s'est ostensiblement communiqué à l'autre vie, nous choisirons ceux sur lesquels ce résultat est le plus fréquemment observé, comme le plus facilement constaté; et nous réunirons dans le même paragraphe, soit différentes formes de l'affection d'un même tissu, soit plusieurs tissus dont l'analogie de texture ou de fonction donne lieu à des formes pathologiques qui ont de la ressemblance.

ORDRE COMMUN.

Paragraphe Ier.

Tissu Cutané.

Éruptions et Ulcères de la Peau.

La diminution de la vitalité survenue par cette voie, primitivement partielle, agit-elle, de préférence, sur la peau, elle amène les éruptions et les ulcères de ce tissu qui vont être décrits.

Ces éruptions, qui varient de forme, d'étendue, et qui simulent la dartre lorsqu'elles siègent sur la peau proprement dite, la teigne lorsqu'elles siègent sur le cuir chevelu, sont peu vives, entraînent à peine de la desquamation et un faible prurit, pour l'ordinaire. Ces ulcères, variables en forme et en étendue, présentent une surface pâle ou rose, plutôt lisse que chagrinée, et enduite d'un pus clair, liquide, à moins de circonstances accidentelles.—Mais ces altérations de la peau ne se présentent pas sans avoir été précédées, depuis plus ou moins de temps, par les troubles fonctionnels qui sont propres à notre fièvre lente et à notre affection nerveuse, ainsi qu'à quelqu'une ou même à plusieurs des complications, déjà relatées, de cette fièvre lente.

J'ai rencontré un grand nombre de ces éruptions, et plusieurs de ces ulcères. —La première de ces éruptions de la peau proprement dite que je rapporterai, siégeait sur les côtés de la nuque, au-dessus de l'épaule droite, aux plis des bras, des cuisses et des jarrets : elle était de couleur pâle, d'aspect chagriné, démangeait, et datait de trois ans. La seconde tenait le tour du front, en s'étendant des tempes le long des favoris; et la troisième occupait les oreilles : celle-là était jaunâtre, légèrement squameuse; celle-ci était rosée, presque écailleuse; et toutes deux avaient plusieurs années d'ancienneté. Une quatrième siégeait, depuis plus de trois ans, sur la lèvre supérieure, en remontant dans le nez : elle s'offrait assez vive, et même suppurait. Une cinquième tenait, depuis deux ans et demi, la lèvre supérieure aussi et les doigts de la main droite : elle était de couleur violette, et furfuracée. Une sixième occupait presque tout le nez : elle était bleuâtre, et parsemée, quelquefois, de vésicules imperceptibles qui faisaient éclater l'épiderme. Deux des éruptions en question, avaient envahi le menton, en s'élevant de cette région vers les joues, jusqu'aux pommettes : celle-là avait trois ans de durée, paraissait roussâtre et légèrement fendillée, avec sécrétion; celle-ci comptait sept ans d'ancienneté, et paraissait animée. Une neuvième couvrait le front ainsi que le mollet droit; et une dixième couvrait presque tout le visage : la première des deux, terne et, à peine farineuse, datait d'un an et demi; la seconde ne remontait qu'à quelques mois, mais s'offrait bourgeonnée. C'était sur l'épaule gauche que siégeait la onzième de ces éruptions : elle était vive, avec de petits boutons qui saignaient facilement, et elle datait seulement de cinq mois. C'était autour de l'anus que siégeaient, séparément, le douzième, le treizième et le quatorzième de ces herpès, pris parmi ceux que j'ai guéris : tous trois étaient rougeâtres et anciens, l'un de cinq années, l'autre de trois mois, le dernier de sept. Le mal tenait les bourses chez un sujet très-vieux, la partie interne des cuisses chez un autre, la jambe droite chez un troisième sujet, et toute la surface des membres inférieurs chez un quatrième : ancienne de quelques années, et jaunâtre ainsi que furfuracée, dans le premier et le second de ces cas, l'affection ne remontait qu'à quelques mois dans l'avant-dernier où elle avait presque le même aspect, mais comptait bien plus de durée dans le dernier cas, où elle était écailleuse en divers points de son étendue et occasionnait un prurit fatigant...... A toutes ces éruptions du cuir chevelu que j'ai traitées avec succès, j'emprunte les exemples qui suivent : Dans le premier l'affection, assez récente, siégeait sur le sommet de la tête; et dans le second elle occupait, depuis longues années, tout le crâne : régions dont les cheveux avaient leur racine garnie de pellicules grisâtres, qui se détachaient par les moindres mouvements imprimés en se grattant, en se peignant ou même en passant les doigts dans la chevelure. Le mal, dans le troisième exemple, couvrait le devant ainsi que le derrière de la tête, en gagnant le front, les oreilles et la nuque; mais s'il datait de trois ans, il ne durait chaque année que plusieurs mois : pendant ce temps, les régions affectées, d'abord chaudes et cuisantes, laissaient bientôt suinter un liquide qui, en se coagulant, finissait par former des croûtes minces, pâles et sans odeur. Dans le quatrième, l'herpès avait envahi, d'ancienne date, toute l'étendue du cuir chevelu; mais c'était par plaques, parsemées d'ulcérations lenticulaires, qu'il se présentait. — Des ulcères en question, que j'ai observés, et au nombre desquels comptent ces dartres à gerçures séparées, ces teignes à ulcérations disséminées, dont les guérisons viennent d'être citées, j'extrais les plus saillants. Le premier d'entre eux siégeait sur la partie inférieure et externe du mollet gauche : il avait l'étendue d'une pièce de deux francs à circonférence irrégulière, était pâle, fournissait un pus aqueux et datait de sept à huit mois. Deux de ces ulcères occupaient, chacun, la partie inférieure et interne de la jambe droite : ce mal, un peu plus étendu que dans le cas précédent, avait une circonférence moins irrégulière, une couleur plus foncée, et fournissait un pus moins aqueux ; il remontait à onze mois chez le premier sujet, à treize chez le second. Dans le quatrième exemple que je citerai, l'affection tenait la cloison interne de l'aile gauche du nez : elle était peu étendue, mais paraissait rose quand on avait détaché, avec précaution, la croûte produite par le dessèchement d'un pus épais, et elle durait depuis plus d'une année. — Disons, en outre, que les personnes atteintes de ces diverses maladies, présentent un désordre manifeste dans la calorification, les sécrétions et les excrétions, la nutrition, ainsi que dans la sensibilité générale, voire encore dans les fonctions de tel organe ou de tels des organes plus particulièrement liés à la vie végétale.

Ces altérations cutanées qu'à l'imitation de celles, soit du tissu muqueux, soit des tissus cellulaire, synovial ou séreux, ci-après relatées, on observe rarement avant la force de l'âge, ne paraissent soumises à aucune saison, quoiqu'elles reçoivent une influence fâcheuse du printemps, de l'été surtout. — Ces altérations cutanées, dont la durée peut être longue, sont constituées par notre fièvre lente qui, visiblement accrue de l'affection nerveuse sourdement engendrée par elle depuis une époque assez ancienne, attaque une peau prédisposée à ressentir l'influence successive de ces maladies, d'une manière plus directe que tout autre tissu, que quelque appareil organique que ce soit. — Ce résultat pathologique, bien qu'amené, aussi nécessairement que celui qui forme chacune des complications déjà étudiées de cette fièvre lente, à la suite de l'impulsion vicieuse que lui imprime la Nature ou l'art, est toujours plus tardif à se produire qu'aucune des lésions vitales formant ces complications. — De plus, ce résultat pathologique, proportionnellement moins répandu que nulle de ces lésions, exige, proportionnellement à elles aussi, que la partie commune de leur médication ait une puissance plus grande, une application plus soutenue.

En se rappelant la remarque faite, au commencement de ce livre, à l'égard de la réciprocité d'action qu'exercent entre elles la fièvre lente et l'affection nerveuse, on ne s'étonnera pas plus de voir la première de ces maladies générales s'associer la seconde, qu'on ne se refusera à croire qu'ainsi réunies, elles puissent, à la longue, influer sur le tissu cutané, de telle sorte qu'il se plaigne d'après l'ensemble des citations que nous avons fournies de ces éruptions et ulcères de la peau, lorsque surtout ce tissu sera plus délicat et plus débile qu'aucun autre. — Le temps que met à s'établir cette première complication de la fièvre lente, augmentée, comme il a été indiqué, de l'affection nerveuse, s'explique par la valeur des divers rôles que la peau joue dans l'économie humaine; et la résistance que ce produit morbide offre à la médication qui lui est opposée, rend compte de la nécessité où nous nous voyons, non-seulement d'ajouter au traitement de la fièvre lente ci-dessus détaillé, le traitement de l'affection nerveuse qui aussi a été détaillé, mais encore d'augmenter ce groupe de moyens curatifs. — Pour remplir cette nouvelle obligation, nous renforçons ces agents, d'après la prédominance symptomatique, par celui des médicaments spéciaux qu'a réclamé telle particularité de chacune des complications de la fièvre lente seule; et nous complétons l'effet de ces derniers médicaments par l'emploi, sur la partie de la peau qui est le plus affectée, tantôt des astringents, tantôt des toniques, comme aussi des substitutifs, selon que cette partie est trop relâchée, trop affaiblie, ou atteinte d'une suppuration non louable. — Enfin, nous avons le soin de prolonger, bien plus que dans la fièvre lente et dans l'affection nerveuse dont la présente association engendre ces altérations cutanées, les principaux de ces remèdes, ainsi que de soustraire, autant qu'il est permis, les régions malades à leurs stimulants naturels et principalement à ceux qui sont étrangers.

Paragraphe II.

Tissu Muqueux.

Engorgement et Irritation des Ouvertures Naturelles.

L'affaiblissement vital dont il est question, se traduit-il, plutôt, par la muqueuse des yeux, des oreilles, du nez, de la bouche, de l'anus, du gland et du prépuce, du vagin et même du col utérin, il fait naître les altérations de ces ouvertures naturelles dont voici les caractères.

La muqueuse des yeux est-elle attaquée d'une manière plus particulière, on aperçoit une coloration rougeâtre du globe oculaire et surtout des bords palpébraux, accompagnée d'un peu de chaleur, d'une douleur faible, et de larmoiement avec augmentation de la chassie, mais sans trouble marqué dans la vue. Est-ce sur les oreilles que le mal se porte davantage, on observe une rougeur violacée du conduit auditif externe et même de sa conque, associée à une chaleur médiocre, à une douleur sourde, et à des efflorescences épidermiques avec accroissement du cérumen, mais sans grande diminution de l'ouïe. Le siége de l'affection est-il plus spécialement dans le nez, il s'ensuit une irritation des cornets olfactifs ou seulement des ailes du nez; laquelle, compliquée d'enchifrènement et même de sécrétion puriforme, peut vicier l'odorat. La muqueuse de la bouche se trouve-t-elle plus atteinte, le sujet accuse une irritation de la cavité buccale, avec ou sans gonflement des gencives, des glandes salivaires et amygdales, avec ou sans expuition de salive, parfois sanguinolente; derniers symptômes dont l'existence peut altérer le sens du goût. Est-ce sur l'anus que la maladie se réfléchit préférablement, le sujet a des fissures de cette ouverture, accompagnées de prurit, et même de suintement, soit glaireux, soit purulent. L'affection occupe-t-elle d'une manière plus directe la muqueuse du gland, du prépuce, il existe dans ces parties de l'engorgement, avec ou sans érosion. Le siége du mal est-il surtout dans la muqueuse du vagin ou de la matrice, il en résulte une inflammation de ces parties, compliquée ou non d'ulcération. — Ajoutons que l'un ou l'autre des groupes morbides dont nous venons de donner les caractères les plus ordinaires, est concomitant d'une lésion prononcée dans la calorification, les sécrétions et les excrétions, la nutrition, ainsi que dans la sensibilité générale, voire aussi les fonctions de quelqu'un ou de plusieurs des organes de la vie végétale.

Ces altérations de la muqueuse des ouvertures naturelles, que j'ai observées un grand nombre de fois, varient plus ou moins.—Ainsi, dans l'ophthalmie dont j'entends parler, la rougeur peut se borner à quelques points de la conjonctive, soit palpébrale, soit oculaire, ou bien occuper toute la surface interne des paupières, en s'étendant au pourtour de la cornée opaque; et la chaleur, la douleur, la sécrétion des glandes lacrymales ou ciliaires qui coïncident avec ce premier symptôme, peuvent acquérir une intensité telle que la vision en soit momentanément troublée.—Ainsi, dans l'otite à laquelle je fais allusion, la rougeur, au lieu de s'arrêter à l'orifice externe du conduit auditif ou à ses parties voisines, peut s'étendre dans la longueur de ce canal, comme sur la surface du pavillon de l'oreille; et les symptômes locaux qui escortent cette rougeur, au lieu d'être à peine apparents, peuvent s'accroître à ce degré que la chaleur ait de l'acuité, que la douleur soit aiguë, qu'il se sécrète du pus : augmentation accidentelle de mal qui occasionne une certaine dureté de l'ouïe.—Ainsi encore, dans le coryza en question, tandis que chez certains sujets l'irritation est restreinte à l'entrée des narines, dont la sécrétion est seulement augmentée et légèrement viciée, chez d'autres sujets l'irritation occupe une plus grande étendue des fosses nasales, produit un pus par temps assez épais, et détruit presque le sens de l'odorat.— Variétés également dans la stomatite dont je veux parler, car l'irritation, disséminée sur divers points de la bouche, où elle prend la forme aphtheuse, ou bien localisée au voile du palais qu'elle tuméfie, à la luette et aux amygdales qu'elle engorge et ulcère même, peut occuper les gencives; gencives qui, pâles ou à peine rosées, deviennent sensibles, saignent à la moindre mastication, pendant que les dents, ternes et déchaussées, sont vacillantes, que l'haleine acquiert de la fétidité, que le goût se perd.—Variétés aussi dans la fissure anale à laquelle je fais allusion, car, se présentant, chez certains sujets, sous la forme d'érosions imperceptibles et indolores, elle est constituée, chez d'autres sujets, par une perte de substance appréciable, douloureuse, au moins lors de la défécation. — Différences également dans la balanite que j'ai l'intention de désigner. En effet, s'arrêtant parfois à un simple engorgement, parsemé de plaques violacées plus ou moins étendues, ce mal consiste quelquefois en des ulcérations disséminées, qui laissent suinter un véritable pus, rendent pénibles les fonctions de l'organe, et même se compliquent d'un écoulement urétral dont on se préoccupe trop. — La vaginite que je désigne ici, ne varie pas moins, puisque l'inflammation, limitée ou étendue, et avec laquelle coïncident toujours des flueurs blanches bien antérieures à elle, peut, au lieu de se borner à épaissir cette sécrétion, la rendre irritante, contagieuse même. Ces derniers résultats se produisent surtout quand l'inflammation, propagée ou non du vagin au col de l'utérus, se complique de ces ulcères à auréole violacée et à surface lisse, d'où découle un pus que son séjour dans la profondeur de cette région et sa décomposition par l'air dont elle est imprégnée, rendent épais, sale, infect. — De plus, avec les caractères spéciaux de chacune de ces altérations dans la fraction du tissu muqueux la plus voisine de la peau, existent les symptômes de la fièvre lente et de l'affection nerveuse déjà étudiées, ainsi que les symptômes de telle complication ou de telles des complications dues à la première de ces maladies générales.

Dans tous ces cas, c'est le tissu muqueux des ouvertures naturelles qui se trouve influencé d'une façon plus spéciale par la fièvre lente déjà décrite, laquelle s'est augmentée, à un haut degré, de l'affection nerveuse décrite aussi. — Ce produit morbide, résultant d'une filiation d'actes anormaux on ne peut plus analogues à ceux qui font naître les altérations cutanées précédemment relatées, et non moins lent à se former que cette complication de ces deux maladies, se rencontre aussi souvent que cette même complication, et a besoin, comme elle, d'une médication non moins active, non moins prolongée.

Ainsi qu'a permis de le faire, dans les éruptions et les ulcères de la peau qui précèdent, l'influence qu'exercent l'une sur l'autre l'affection nerveuse et la fièvre lente en question, on admettra, ici, que la dernière de ces maladies générales peut s'associer la première, comme aussi que réunies de la sorte, ces maladies parviennent, avec du temps, à attaquer le tissu muqueux des ouvertures naturelles. de manière qu'il traduise ses souffrances, plus ou moins exactement, d'après les exemples que nous avons cités de cet engorgement et de cette irritation de la muqueuse sus-désignée, notamment si cette membrane est très-sensible, si elle est très-faible. — De même que pour ces éruptions et ces ulcères cutanés encore, la lenteur avec laquelle se forme la présente complication de cette fièvre lente, ainsi accrue de cette affection nerveuse, trouve son explication dans l'importance du tissu muqueux en question; et la ténacité de ce nouvel état pathologique justifie l'obligation où noussommes, d'abord d'adjoindre à la médication de la fièvre lente plus haut relatée, la médication de l'affection nerveuse relatée aussi, ensuite d'accroître la puissance de ces agents thérapeutiques. — Nous cédons à cette seconde nécessité par l'usage, sur la fraction de ces muqueuses qui se trouve attaquée, des médicamens qu'on sait capables de resserrer ce tissu s'il est ramolli, de diminuer son irritation s'il est enflammé, ou d'amener sa cicatrisation quand il est ulcéré; et, selon que le cas le veut, nous complétons ces nouveaux agents par tel remède particulier, qu'a exigé celui des symptômes prédominants de chacune des complications de notre fièvre lente dues à elle uniquement. — En outre, nous recommandons de continuer, plus long-temps que dans la fièvre lente et dans l'affection nerveuse dont l'association tardive crée ces lésions des muqueuses, ceux de ces médicaments qui sont communs à ces lésions et à ces maladies générales, puis d'abriter, autant que possible, la muqueuse malade contre l'action de ses excitants naturels et surtout contre l'action de ses excitants étrangers.

Paragraphe III.

Tissus Cellulaire, Synovial, Séreux.

Hydropisies.

La déperdition de vitalité qui s'est établie comme je viens de le dire, frappe-t-elle, surtout, les tissus cellulaire, synovial, séreux, elle entraîne l'œdème sous-cutané..., l'hydropisie articulaire..., l'épanchement aqueux de l'abdomen, des plèvres..., que je vais dépeindre.

Le tissu cellulaire est-il affecté d'une manière plus directe, on observe un état œdémateux sous-cutané, qui est superficiel ou assez profond. Est-ce le tissu synovial que le mal atteint de préférence, on aperçoit une hydropisie des articulations, comme aussi des gaînes tendineuses. Le siège de l'affection est-il plus particulièrement dans le tissu séreux, il s'ensuit une ascite, une hydrothorax, comme aussi une hydrocèle, plus ou moins apparentes. — Mais ces lésions qui, en général, se forment avec lenteur, et que recouvre une peau pâle, luisante, amincie lorsqu'elles ont acquis un certain volume, ne se produisent pas sans avoir été précédées, depuis plus ou moins de temps, par notre fièvre lente et par notre affection nerveuse, de même que par l'une, l'autre ou un plus grand nombre des complications, sus-relatées, de cette fièvre lente.

J'ai rencontré assez souvent ces hydropisies. — De celles du tissu cellulaire que j'ai guéries, j'extrais les exemples suivants : L'œdème, borné aux pieds chez plusieurs sujets, s'étendait aux jambes chez quelques-uns. Ce mal remontait aux jarrets dans un cas, et allait jusqu'aux cuisses dans un autre. Outre ces régions, l'infiltration occupait les mains de deux personnes, tenait tout le bas du corps d'une troisième, et se répandait sur la surface entière de celui d'un autre sujet qui avait la peau du scrotum monstrueusement distendue. Ce mal siégeait au périnée dans deux cas, et se localisait aux grandes lèvres dans trois autres. Enfin, c'était au milieu du tissu cellulaire situé sous l'omoplate droit que, chez un sujet, l'affection s'était établie, en y simulant un abcès froid. — De ces hydropisies du tissu synovial dont j'ai obtenu des guérisons, l'une occupait le genou gauche, qui était lourd et volumineux; l'autre occupait les genoux, les pieds et les mains. Une troisième de ces hydropisies synoviales tenait les articulations des épaules avec les bras. Une quatrième de ces hydropisies tenait les jointures principales. Une dernière était localisée dans la région trochantérienne et externe de la cuisse droite. — Parmi les hydropisies du tissu séreux que j'étudie ici spécialement, peuvent être citées quelques ascites, dont une avait été prise pour une première grossesse, par la coïncidence d'une aménorrhée complète, et dont une autre paraissait avoir des dimensions démesurées, tant était amaigri le malheureux qui s'en trouvait porteur. C'était dans les plèvres que, chez un sujet, s'était accumulée une sérosité dont je finis par le débarrasser, tandis que ce mal siégeait dans la tunique vaginale de deux autres sujets, chez lesquels il finit également par céder. — Disons, en outre, que ces malades ont la peau sèche et de couleur pâle ou jaune-citron, les urines abondantes et claires d'ordinaire, une constipation habituelle, une faiblesse générale...., qu'ils ont encore des tiraillements dans l'estomac, des palpitations, de l'oppression, de l'embarras dans la tête, de l'amaigrissement.....

Dans ces divers cas, ce sont les tissus cellulaire, synovial ou séreux qu'atteint d'une manière plus particulière la fièvre lente déjà étudiée, laquelle s'est accrue, à un degré élevé, de l'affection nerveuse étudiée aussi. — Ce résultat pathologique, créé par une filiation de phénomènes anormaux tout-à-fait analogues à ceux qui occasionnent les altérations muqueuses ou cutanées précédemment décrites, mais plus tardif à se constituer que cette complication de ces deux maladies, s'offre à l'observation bien moins fréquemment que cette même complication, et demande une médication encore plus active, encore plus prolongée.

Je ne crois pas plus nécessaire de répéter que ma fièvre lente peut, après avoir engendré mon affection nerveuse, vivre avec elle, que d'expliquer comment ces deux maladies, ainsi établies, arrivent à influer sur une ou plusieurs fractions des tissus cellulaire, synovial ou séreux, de telle sorte que ces régions se plaignent d'après l'ensemble des citations qui ont été fournies de ces hydropisies, lorsque surtout ces tissus seront plus impressionnables, moins résistants, que nul autre. — Qu'ai-je besoin également de redire que la longueur du temps employé à la formation de cette troisième complication de la fièvre lente, augmentée, comme il a été indiqué, de l'affection nerveuse, se trouve justifiée par la valeur des divers rôles que les tissus cellulaire, synovial ou séreux remplissent dans l'économie? — Je ferai seulement remarquer que la ténacité de ce produit morbide prouve que j'ai raison, d'abord, d'associer au traitement, ci-dessus détaillé, de la première de ces maladies générales, le traitement, aussi détaillé, de la seconde de ces maladies générales, et quelques parties de la thérapeutique des complications simples de cette fièvre lente, que certaines circonstances pathologiques peuvent demander; ensuite, de renforcer ce faisceau de moyens curatifs en employant, sur la fraction des tissus cellulaire, synovial ou séreux principalement affectée, les remèdes qu'on connaît propres à la fortifier ou à la dégorger, selon qu'elle se trouve très-flasque ou très-distendue. — Enfin, je prescris les principaux de ces remèdes pendant plus de temps que dans la fièvre lente et dans l'affection nerveuse, de la présente réunion desquelles proviennent ces hydropisies, et je cherche à obtenir, mécaniquement, que la distension des téguments extérieurs ne grandisse pas, ou bien que le poids du liquide épanché sous ces téguments, soit supporté par eux avec le moins de difficulté.

Paragraphe IV.

TISSUS MUSCULAIRE, FIBRO-CARTILAGINEUX.

Rhumatismes.

L'appauvrissement vital auquel je fais allusion, influe-t-il, davantage, sur les tissus musculaire, fibro-cartilagineux des membres ou de telles autres régions, il produit les rhumatismes qui se caractérisent comme il suit.

Le tissu musculaire se trouve-t-il plus directement lésé, le sujet éprouve de la gène et même de la difficulté à mouvoir ses muscles, qui sont amaigris. Est-ce sur le tissu fibro-cartilagineux que la maladie se réfléchit préférablement, le sujet accuse de la raideur, et même de la rigidité, au pourtour plutôt que dans la profondeur des articulations, qui peuvent ne pas être sensiblement gonflées. — Ajoutons qu'avec l'un ou l'autre de ces états pathologiques, coïncide un haut degré de l'affection nerveuse et de la fièvre lente sus-étudiées, ainsi que telle complication ou telles des complications de la première de ces maladies générales.

J'ai recueilli de nombreuses observations de ces rhumatismes, variant par leur siège, qui peut être dans les fibres musculaires ou dans les surfaces cartilagineuses; par leur étendue, qui se borne à quelques fractions du corps ou l'embrasse presque en totalité; par leur intensité, qui est faible ou prononcée; par leur durée, tantôt assez récente, tantôt très-ancienne. — Parmi les rhumatismes musculaires de cette espèce que j'ai guéris, ceux-ci siégeaient sur les cuisses et les jambes d'un sujet, qui avait la progression embarrassée; ceux-là siégeaient sur les reins et le haut des cuisses de trois sujets, dont l'un pouvait à peine se soutenir sur les membres inférieurs qui lui semblaient refroidis. Localisés dans les lombes chez deux personnes qui, par temps, se voyaient obligées de tenir le tronc immobile, pour éviter les douleurs poignantes qu'occasionnait son moindre mouvement, ces rhumatismes s'étaient établis dans la hanche droite chez une troisième personne, dont la marche, lorsqu'elle n'était pas empêchée, s'effectuait avec claudication. D'autres encore résidaient au-devant de la poitrine et au milieu des épaules. — Au nombre des rhumatismes fibro-cartilagineux en question, que j'ai traités avec succès, les uns occupaient, ici le genou gauche, là le genou droit; régions dont le volume ne paraissait pas augmenté, mais dont les mouvements ne s'opéraient qu'avec lenteur, difficulté, et une sorte de résistance mécanique. Les autres de ces rhumatismes occupaient les principales articulations de deux sujets, chez qui elles devenaient, parfois, assez douloureuses pour les contraindre à garder le lit. Un dernier de ces rhumatismes tenait les coude-pieds, les poignets et quelques doigts des mains d'une petite demoiselle, dont la constitution était très-grêle. — Enfin, les variétés de ces deux espèces pathologiques coexistent avec une sensibilité délicate, un visage mobile, un moral inquiet..., et aussi avec une dépression des forces, un teint blême, un estomac languissant....

Ces rhumatismes, qu'on n'observe guère que dans l'âge mûr, sont indépendants des diverses saisons, bien qu'ils paraissent mal influencés par l'automne, par l'hiver principalement. — Ces rhumatismes, dont la durée peut être prolongée, consistent en notre affection nerveuse qui, ostensiblement augmentée de la fièvre lente qu'elle avait secrètement engendrée depuis une époque assez reculée, frappe des muscles prédisposés à éprouver l'influence successive de ces maladies, d'une façon plus directe que tout autre tissu, que quelque appareil organique que ce soit. — Ce produit morbide, dû, ainsi que celui constituant chacune des complications déjà mentionnées de l'affection nerveuse, à la fausse direction qui lui est donnée, s'établit toujours plus lentement que nulle des lésions vitales qui constituent ces complications. — En outre, ce produit morbide, relativement plus rare qu'aucune de ces lésions, réclame, relativement à elles aussi, que la partie commune de leur médication soit d'une action plus puissante, d'une durée plus soutenue.

D'après les raisons alléguées aux trois derniers paragraphes, on acceptera facilement que mon affection nerveuse peut, après avoir créé ma fièvre lente, exister en même temps; et l'on comprendra avec une égale facilité comment ces deux maladies, établies de la sorte, finissent par attaquer une ou plusieurs régions des tissus musculaire ou fibro-cartilagineux, de manière qu'elles traduisent leurs souffrances, plus ou moins exactement, d'après les exemples qui ont été cités de ces rhumatismes, notamment si ces tissus sont trop faibles et trop sensibles. — Par les mêmes motifs, on appréciera aisément que la lenteur avec laquelle s'établit la présente complication de l'affection nerveuse, ainsi accrue de la fièvre lente, s'explique par la texture même des muscles et des fibro-cartilages. — Je dois pourtant faire remarquer que la résistance offerte par cet état pathologique au traitement qu'on y oppose, justifie l'obligation où je suis, non-seulement d'adjoindre à la médication, plus haut relatée, de la première de ces maladies générales, la médication, plus haut relatée aussi, de la seconde de ces maladies générales, et certaines parties de la thérapeutique des complications résultant de cette affection nerveuse, dont quelques éventualités morbides provoquent le besoin; mais encore de renforcer cet ensemble d'agents curatifs, en usant, sur la région musculaire ou fibro-cartilagineuse qui se trouve attaquée, des résolutifs si elle est épaissie, des nutritifs si elle est amaigrie. — En outre, j'astreins le malade, plus longuement que dans l'affection nerveuse et dans la fièvre lente de la réunion tardive desquelles résultent ces lésions des muscles ou des fibro-cartilages, à ceux des médicaments qui sont communs à ces lésions et à ces affections générales, et je tâche de soumettre, aussi rationnellement que possible, les régions de ces tissus les plus attaquées, soit à l'exercice, soit au repos, comme encore à l'excitation ou à l'abexcitation de l'atmosphère.

ARTICLE II.

APPAUVRISSEMENT DE L'ORGANISME,

ÉTABLI PAR L'UNE DES DEUX VIES,

Mais qui, après avoir manifestement envahi l'autre vie, se montre sur leurs appareils principaux.

Nous bornerons aux plus importants des appareils dont nous entendons parler, l'étude de l'influence que finit par exercer sur eux, l'appauvrissement de l'organisme qui, après son infiltration par l'une des deux vies, s'est ostensiblement propagé à l'autre vie; et nous relaterons séparément les groupes symptomatiques qui résultent du consensus morbide de certains de ces appareils.

ORDRE COMMUN.

Paragraphe Ier.

CERVEAU ET PRINCIPALEMENT FRACTION DE L'ABDOMEN.

Hypochondrie.

La diminution de la vitalité survenue par cette voie, primitivement partielle, affecte-t-elle, d'une manière plus spéciale, le cerveau et principalement la fraction supérieure de l'abdomen, elle crée l'hypochondrie dont je vais fournir la description.

Les malades porteurs de cette hypochondrie présentent, en général et d'une manière presque permanente, les désordres fonctionnels qui suivent : Ils ont, tour-à-tour, la température du corps abaissée ou élevée ; chaque sécrétion et excrétion diminuée ou augmentée ; la sensation de la soif ou de la faim, tantôt nulle, tantôt considérable ; la digestion lente ou rapide ; la circulation ralentie ou précipitée ; la respiration, soit superficielle, soit profonde, et assez souvent accompagnée d'une toux, voire aussi d'une expectoration plus ou moins tranchées. — Des anomalies, autrement successives, ont lieu dans la nuance du teint, l'état de la sensibilité, la portée de l'intelligence, la résistance du moral, l'aspect du visage, la force du sommeil. — Mais le ventre en offre de bien plus soutenues, puisqu'il y a, pour ainsi dire habituellement, dans cette région, de la gêne, de la plénitude, de la tension, et même de la douleur, à jeun comme après les repas, avec battements à l'épigastre et même à l'ombilic; puisqu'il y a encore des bâillements, des flatuosités et des borborygmes, ainsi qu'une espèce de constriction étendue d'un côté à l'autre des hypochondres et même au flanc droit ; dernières anomalies que, dans certains cas, remplace, du moins par intervalles, un sentiment, plus ou moins trompeur, de vide abdominal. — On observe, enfin, de l'amaigrissement, une lassitude générale, et du trouble dans la menstruation.

Mais la série des désordres fonctionnels qui caractérisent cette hypochondrie, n'existe pas toujours à un égal degré. En effet, l'abaissement de la température est peu sensible ou très-prononcé, surtout aux membres inférieurs et aussi à la chute des reins ; et son élévation est à peine marquée ou très-considérable, surtout à l'abdomen et aussi au-devant du thorax. La diminution de la transpiration cutanée rend, quelquefois, l'épiderme rude comme du parchemin, notamment au dos des mains et jusque sur les avant-bras; et l'augmentation de cette fonction peut faire que la sueur ruisselle, pour ainsi dire, principalement sur le ventre et jusque sur la poitrine. La diminution encore de la sécrétion urinaire va, par temps, jusqu'à sa suppression à peu près totale, avec besoins non moins renouvelés qu'infructueux d'uriner; et l'augmentation aussi de cette fonction peut faire qu'à chacun de ces besoins, il soit rendu de l'urine en quantité, avec cuissons vives et presque douleurs aigues. Quant à la salivation, tandis que dans quelques cas la bouche présente une sécheresse, que ne diminue seulement pas une succion continuelle, dans d'autres la bouche se remplit d'une humidité, que ne parvient pas à tarir une expuition de tous les instants. La soif, assez nulle pour que certains de ces hypochondriaques oublient de boire, même en mangeant, est si considérable chez d'autres, qu'ils éprouvent le désir à peu près continuel de la satisfaire, même en dehors des repas. La faim, assez nulle encore pour que tels de ces hypochondriaques ne pensent pas à prendre de la nourriture, même en présence d'une table bien servie, est si considérable aussi chez tels autres, qu'ils ressentent presque incessamment le désir de manger, même peu après l'avoir fait. La lenteur avec laquelle certains d'entre eux digèrent, est accompagnée d'une propension plus ou moins grande au repos; et la rapidité avec laquelle la digestion s'exécute chez certains autres, les laisse plus ou moins libres d'aller et de venir. Tandis que les évacuations intestinales sont si rares chez les uns, qu'ils n'en ont que de loin en loin, bien qu'ils éprouvent des besoins réitérés de se présenter à la garde-robe, elles sont si fréquentes chez les autres, qu'ils vont presque continuellement sur la chaise, souvent, il est vrai, pour ne rien rendre. A l'égard de la circulation, disons que dans quelques cas elle diminue de force et de fréquence à ce point d'être difficilement perçue, et que dans d'autres la force et la fréquence de cet acte augmentent à ce point, que les personnes étrangères à l'art s'aperçoivent de cette anomalie. Au sujet de la respiration, si dans quelques cas aussi elle se fait sans que, pour ainsi dire, on puisse saisir les mouvements d'élévation et d'abaissement de la poitrine, dans d'autres, cet acte ne s'exécute pas sans que chacun soit frappé du bruit, sourd ou sifflant, que produit l'air par son passage dans les bronches. Quant à la toux qui peut accompagner la respiration, tandis que, faible et rare chez certains de ces malades, elle se dissipe peu après son apparition, forte et répétée chez d'autres, elle persiste plus ou moins. Pour les crachats qui peuvent résulter de cette toux, s'ils sont difficilement expectorés, même à la suite d'une sorte de raclement de l'arrière-gorge, par certains encore de ces malades, qui les fournissent semblables à du blanc d'œuf, au milieu duquel nagent quelquefois des fragments de matière concrète, ils sont expectorés avec facilité, soit après chaque secousse de toux, soit seulement après une des quintes qu'elle occasionne, par d'autres de ces mêmes malades, qui les rendent sous forme de mucosités dont la consistance varie. — On observe de plus grandes différences dans la nuance du teint, qui paraît plombé ou animé; dans l'état de la sensibilité, qui est obtuse ou délicate; dans la portée de l'intelligence, qui s'offre paresseuse ou active; dans la résistance morale, qui reste abattue ou exaltée, et même se pervertit; dans l'aspect du visage, qui se montre attéré ou agacé, et plus ou moins étrange; dans la force du sommeil, qui se passe lourd ou léger, et s'accompagne, assez ordinairement, de rêves plus ou moins bizarres. — Mais le degré des désordres qui siégent dans l'abdomen, prédomine davantage. Ainsi, la gêne qui est ressentie dans cette région, supportable pour quelques-uns de ces hypochondriaques, chez lesquels elle se dissipe de temps en temps, devient intolérable pour le plus grand nombre, chez lesquels elle persiste d'ordinaire, en faisant éprouver parfois des impressions étranges. La plénitude qui y est accusée, simulant chez certains un simple empâtement, si léger par intervalles qu'ils l'oublient, ressemble trop chez la plupart à un véritable engorgement, plus ou moins prononcé, pour qu'ils ne soient pas souvent portés à s'en forger une idée chimérique. La tension qui y règne, assez peu marquée chez tels de ces malades pour qu'ils la comparent à celle qui suit un repas copieux, et ne s'en inquiètent guère davantage, est si considérable chez tous les autres, qu'ils la croient produite par la présence d'un être vivant, même d'un corps inerte, et se lamentent, comme ils le feraient si elle avait cette origine. La douleur qui, sous la forme gravative le plus fréquemment, peut s'ajouter à ces symptômes, est faible, momentanée, chez plusieurs d'entre ces sujets, qui la dissipent, ou tout au moins la diminuent, par une pression qu'il peut devenir indispensable de rendre très-grande. Chez quelques-uns, au contraire, elle a une intensité et une persistance qui les plongent dans de véritables tortures ; tortures que n'assoupissent pas toujours les diverses positions qu'ils savent les avoir calmées parfois. C'est surtout dans les cas où cette douleur a lieu, que les pulsations, que j'ai dit exister à l'épigastre et même à l'ombilic, pendant et même entre les digestions, se font sentir avec une fréquence et particulièrement une force qui m'effrayèrent autant au début de ma pratique, qu'elles me préoccupent peu depuis que j'en ai l'expérience raisonnée. Pour les bâillements mentionnés, rares dans certains cas, mais prolongés de manière à distendre la mâchoire que je les ai vu luxer d'un côté, ils sont courts dans d'autres, mais réitérés de manière à devenir impatientants. Quant aux flatuosités, non moins communes que passagères dans certains cas, elles se montrent dans d'autres non moins fréquentes que soutenues. A l'égard des borborygmes, peu actifs chez telles de ces personnes, qui en ont seules la conscience, ils sont si prononcés chez telles autres que, quoi qu'elles fassent pour s'y opposer, ils se traduisent au dehors d'une façon plus ou moins désagréable. Relativement à l'espèce de constriction abdominale que, sous la dénomination de cercle, de barre, tous ces malades accusent d'un côté à l'autre des hypochondres, et même vers le flanc droit, j'ai à noter qu'assez peu marquée pour que la plupart la comparent à celle qui est produite par la ceinture d'un vêtement trop juste, elle est si développée pour quelques-uns d'entre eux, que ces derniers en assimilent l'effet à celui qui résulterait d'un compresseur mécanique mu avec force. Mais, quelle que soit l'intensité de ces désordres abdominaux, ils sont dans certains cas, ainsi que je l'ai dit, momentanément remplacés par un sentiment de vide, ressenti dans cette région d'une manière quelquefois si complète, que tels de ces sujets se palpent instinctivement le ventre pour s'assurer si l'absence de sensibilité qu'ils y éprouvent, est aussi réelle qu'elle leur paraît. — En outre, j'ai à faire remarquer, à propos de l'amaigrissement dont tous ces hypochondriaques sont atteints, que s'il est peu apparent chez ceux-ci, il va jusqu'au marasme chez ceux-là. Je ferai remarquer encore, à propos de la faiblesse générale accusée par tous ces malades, que si elle est peu sensible chez les uns, elle est portée chez les autres à ce degré, qu'ils ne peuvent se décider à se traîner quelques pas. Je ferai remarquer enfin, à propos du dérangement menstruel ressenti par toutes les femmes en proie à cette triste affection, que s'il se traduit chez certaines par un ensemble de malaises aussi supportables que passagers, il se traduit chez telles et telles par une réunion de souffrances aussi poignantes que durables.

Cette hypochondrie qui, à l'égal de l'hystérie dont il va être question, n'a lieu ordinairement que dans la force de l'âge, peut se montrer en toute saison, mais avec plus d'intensité au printemps comme en été ; elle peut encore durer beaucoup d'années. — Cette hypochondrie consiste en notre fièvre lente qui, visiblement accrue de l'affection nerveuse sourdement engendrée par elle depuis une époque assez ancienne, attaque un individu à organisation cérébrale, mais principalement abdominale, prédisposée à ressentir l'influence successive de ces maladies, d'une manière plus directe que quelque région du corps que ce soit. — Ce résultat pathologique, bien qu'amené, aussi nécessairement que celui qui constitue chacune des complications déjà étudiées de cette fièvre lente, à la suite de l'impulsion vicieuse que lui imprime la Nature ou l'art, est toujours plus tardif à se produire qu'aucune des altérations vitales constituant ces complications. — De plus, ce résultat pathologique, proportionnellement moins répandu que nulle de ces altérations, exige, proportionnellement à elles aussi, que la partie commune de leur médication ait une puissance plus grande, une application plus soutenue.

D'après ce qui a été dit, au commencement de ce livre, à l'égard de la réciprocité d'action qu'exercent entre elles la fièvre lente et l'affection nerveuse précitées, on ne s'étonnera pas plus de voir la première de ces maladies générales s'associer la seconde chez une même personne, qu'on ne se refusera à croire qu'ainsi réunies, elles ne puissent, à la longue, influer sur le cerveau et notamment sur la fraction supérieure de l'abdomen de ce sujet, de telle sorte qu'il se plaigne d'après l'ensemble du tableau que nous avons tracé de cette hypochondrie, lorsque surtout ces régions seront plus délicates et plus débiles qu'aucune autre. — Le temps que met à s'établir cette nouvelle complication de la fièvre lente, augmentée, comme il a été indiqué, de l'affection nerveuse, s'explique par la valeur du rôle que jouent dans l'économie humaine, les organes qui concourent à composer ces régions; et la résistance que ce produit morbide offre à la médication qui lui est opposée, rend compte de la nécessité où nous nous voyons, non-seulement d'ajouter au traitement de la fièvre lente ci-dessus détaillé, le traitement de l'affection nerveuse qui aussi a été détaillé, mais encore d'augmenter ce groupe de moyens curatifs. — Pour remplir cette autre obligation, nous renforçons ces agents, d'après la prédominance symptomatique, par celui des médicaments spéciaux qu'a réclamé telle particularité de chacune des complications de notre fièvre lente seule ; et nous complétons l'effet de ces derniers médicaments par l'emploi, sur le ventre, tantôt des excitants, tantôt des sédatifs, selon que la vitalité de ces régions est trop assoupie ou trop exaltée. — Enfin, nous avons le soin de prolonger, bien plus que dans la fièvre lente et dans l'affection nerveuse dont la présente association engendre cette hypochondrie, les principaux de ces remèdes, sans toutefois qu'il devienne aussi important, ici, d'en préciser la dose, d'en régulariser l'administration, que pour les complications sus-rappelées de la première de ces maladies générales.

Paragraphe II.

Cerveau et surtout Hypogastre.

Hystérie.

L'appauvrissement vital dont il est question, intéresse-t-il, plus spécialement, le cerveau, mais surtout l'hypogastre, il produit l'hystérie dont voici les caractères.

Les personnes affectées de cette hystérie, ressentent les mêmes symptômes généraux et cérébraux que les hypochondriaques dont il vient d'être question; mais ceux des symptômes, les plus pathognomoniques de cette hypochondrie, qui ont leur siége dans le haut des flancs, sont, chez ces hystériques, remplacés ou seulement masqués, d'abord par de l'ardeur, de la pesanteur et même de la douleur éprouvées dans le bas-ventre, avec élancements à l'intérieur et même à l'extérieur de cette région, ensuite par des soupirs, des hoquets, de l'oppression, et par du gonflement, de l'affaissement éprouvés dans l'hypogastre, comme aussi avec sensation de boule s'élevant de cette région vers la tête, pour redescendre à la poitrine, ou bien pour s'arrêter au cou, en se fixant plus particulièrement à la gorge. Ces derniers troubles fonctionnels sont, en effet, dans l'hystérie à laquelle je fais allusion, plus saillants que tous les autres présentés par les sujets atteints de cette affection.

Les symptômes différentiels de cette maladie et de l'hypochondrie dont il s'agit, varient beaucoup chez les diverses personnes qui les présentent à l'observation. Si l'ardeur hypogastrique ressentie par tous ces hystériques, est assez faible chez les uns pour qu'ils pensent rarement à s'y soustraire, elle est trop forte chez les autres pour qu'ils n'essaient pas continuellement de s'en débarrasser. Si la pesanteur, existant dans cette région, reste toujours à peine incommode pour ceux-ci, elle devient très fatigante pour ceux-là. Quant à la douleur qui est concomitante, tandis que beaucoup de ces hystériques la supportent sans trop s'en plaindre, au moins ordinairement, quelques-uns ne l'endurent pas toujours sans jeter des cris déchirants. Pour les élancements qui peuvent avoir lieu à l'intérieur et même à l'extérieur de l'hypogastre, peu sensibles chez quelques-unes de ces personnes, qui n'en souffrent réellement que par hasard, ils sont très prononcés chez plusieurs d'entre elles qui, pour comble de malheur, les éprouvent très-réitérés. A l'égard des soupirs que poussent ces hystériques, rares autant que légers dans certains cas, ils se montrent fréquents autant que profonds dans d'autres, où ils sont quelquefois entrecoupés de sanglots mal étouffés. A l'égard des hoquets mentionnés, peu communs dans certains cas également, mais non moins réitérés que bruyants lorsqu'ils viennent à se manifester, ils sont presque habituels dans d'autres, mais, en revanche, moins successifs et moins fatigants. Au sujet de l'oppression qui peut suivre ces derniers symptômes, j'ai trouvé qu'à peine apparente dans la majorité des cas, elle s'établissait, dans quelques-uns, avec assez d'intensité pour amener presque de la suffocation. A propos du gonflement que ces malades éprouvent à l'hypogastre, aussi faible que durable chez tels d'entre eux, qui ne s'en préoccupent guère, il se montre aussi développé que passager chez tels autres, qui continuent à s'en inquiéter lors même qu'il s'est dissipé depuis long-temps. A propos de l'affaissement accusé dans cette région, peu sensible chez quelques-uns de ces mêmes malades, parmi lesquels on en rencontre qui, le jugeant très-marqué, cherchent à le dissimuler, il est extrêmement prononcé chez quelques autres, dans le petit nombre desquels on en voit qui ne s'en doutent seulement pas, et même soutiennent qu'il n'a point lieu lorsqu'on fixe leur attention sur cet état pathologique. Il peut, en effet, alterner chez eux avec une sorte d'élévation, de refoulement en haut, d'une partie ou de la presque totalité des organes qui sont contenus dans l'hypogastre ou qui en dépendent; impression dont l'étrangeté leur masque celle qu'ils doivent éprouver de l'affaissement en question. Au sujet, enfin, du sentiment de boule s'élevant de cette région vers la tête, soit pour redescendre à la poitrine, soit pour s'arrêter au cou, en occupant surtout la gorge, j'ai à faire observer qu'aussi fugace que rare chez certains de ces hystériques, qui n'y prennent pas plus garde que s'ils ne l'éprouvaient point, il est aussi durable que fréquent chez la plupart des autres qui, tous, en souffrent et s'en tourmentent plus ou moins, mais, chacun, différemment, pour ainsi dire, sous le triple rapport du lieu de départ, de l'étendue du siège et du degré d'intensité de ce symptôme. En effet, les femmes sentent l'impression qui le traduit, provenir de la matrice, et les hommes des parties génitales. Quelques-unes de ces personnes disent que cette impression leur paraît plutôt venir de la vessie, du rectum, ou bien de la masse entière des organes contenus dans le bas-ventre. Il est même de ces hystériques qui rapportent le point de départ de ce symptôme à la couche musculaire qui, presque à elle seule, forme l'extérieur de cette région. Ceux-là voient la place qu'il occupe, ne pas dépasser l'abdomen, ou tout au moins le devant de la poitrine; ceux-ci disent que, sous forme moins globuleuse, plus évasée, il s'étend jusqu'entre les épaules pour, de là, gagner la nuque et monter à la tête. Il y en a, de plus, chez lesquels cette impression est perçue au devant du col où, conservant sa forme arrondie, elle se fixe plus particulièrement à sa partie moyenne, c'est-à-dire laryngienne. Tandis que ce symptôme reste si peu incommode pour tels d'entre ces hystériques, qu'ils ne l'accusent pas précisément plus que tout autre de ceux qu'ils perçoivent, il lui arrive de le devenir, pour tels d'entre ces patients, à un degré qui les porte à fixer l'attention du médecin sur son existence. Ce symptôme peut, en outre, acquérir chez certains une intensité si grande, qu'ils oublient presque leurs autres souffrances, pour ne se plaindre que de celle qui les domine alors, d'une manière vraiment désolante. Je ne l'ai que trop souvent rencontré avec cette intensité, notamment sur une jeune mère. Cette personne avait d'ancienne date, mais principalement depuis deux mois, la déglutition embarrassée, au point de ne permettre que rarement, et dans la nuit encore, à quelque peu d'aliments solides de passer, au point aussi, chose bien plus cruelle, de s'opposer à ce qu'une seule gorgée de boisson fut avalée.

Dans cette hystérie, c'est le cerveau, mais de préférence l'hypogastre, qui, chez un sujet à constitution cérébrale et notamment hypogastrique toute particulière, se trouvent influencés d'une façon plus spéciale par la fièvre lente déjà décrite, laquelle s'est augmentée, à un haut degré, de l'affection nerveuse décrite aussi. — Ce produit morbide, résultant d'une filiation d'actes anormaux qui ont la plus grande analogie avec ceux d'où naît l'hypochondrie précédemment étudiée, et aussi lent à se former que cette complication de ces deux maladies, se rencontre aussi souvent que cette même complication, et a besoin, comme elle, d'une médication non moins active, non moins prolongée.

Ainsi qu'a permis de le faire, dans l'hypochondrie qui précède, l'influence qu'exercent l'une sur l'autre l'affection nerveuse et la fièvre lente en question, on admettra, ici, que la dernière de ces maladies générales peut s'associer la première chez un individu, comme aussi que réunies de la sorte, ces maladies parviennent, avec du temps, à attaquer le cerveau, mais surtout l'hypogastre de cette même personne, de manière qu'elle traduise ses souffrances, plus ou moins exactement, d'après la description que nous avons donnée de cette hystérie, notamment si ces régions sont très-sensibles, si elles sont très-faibles. — De même que pour cette hypochondrie encore, la lenteur avec laquelle se forme la présente complication de cette fièvre lente, ainsi accrue de cette affection nerveuse, trouve son explication dans l'importance de ces régions organiques; et la ténacité de ce nouvel état pathologique justifie l'obligation où nous sommes, d'abord d'adjoindre à la médication de la fièvre lente plus haut relatée, la médication de l'affection nerveuse relatée aussi, ensuite d'accroître la puissance de ces agents thérapeuthiques. — Nous cédons à cette seconde nécessité par l'usage, sur la région crânienne, mais principalement sur la région hypogastrique, des remèdes qu'on sait capables d'en pondérer la vitalité si elle est exagérée, de relever cette force primordiale si elle est amoindrie; et, selon que le cas le veut, nous complétons ces nouveaux agents par tel remède particulier, qu'a exigé celui des symptômes prédominants de chacune des complications de notre fièvre lente dues à elle uniquement. — En outre, nous recommandons de continuer, plus long-temps que dans la fièvre lente et dans l'affection nerveuse dont l'association tardive crée cette hystérie, ceux de ces médicaments qui leur sont communs, bien qu'il ne soit pas aussi nécessaire, en ce cas, d'établir avec précision leur quantité et les moments auxquels on doit les administrer, que dans les complications déjà étudiées de la première de ces maladies générales.

Paragraphe III.

Région Ventrale ou Région Hypogastrique et principalement Encéphale.

Mélancolie.

La déperdition de vitalité qui s'est établie comme nous venons de le dire, attaque-t-elle, d'une manière plus particulière, la région ventrale ou la région hypogastrique et principalement l'encéphale, elle occasionne la mélancolie dont le tableau va être tracé.

Les sujets atteints de cette mélancolie, offrent les désordres fonctionnels suivants, d'une manière aussi générale et permanente que l'ont fait, pour les divers symptômes qui sont propres à chacun d'eux, les hypochondriaques et les hystériques dont il a été traité. Ainsi, ils ont, tour-à-tour, le teint plombé ou animé; la sensibilité délicate ou obtuse; l'intelligence paresseuse ou active; le moral abattu ou exalté, et perverti; le visage attéré ou agacé, et morose; le sommeil lourd ou léger, et ordinairement accompagné de rêves plus ou moins étranges.—Des anomalies autrement successives, existent dans le degré de la température du corps, la marche de chaque sécrétion et excrétion, l'état de la faim et de la soif, la durée de la digestion, l'irrégularité de la défécation, le rhythme de la circulation, l'étendue de l'acte respiratoire. — Mais la tête fournit encore plus d'altérations fonctionnelles, attendu qu'il y a dans cette région de l'embarras, de la pesanteur ainsi que de la douleur, avant comme après le travail, avec battements aux tempes et même à l'occiput; attendu qu'il y a aussi des tintements d'oreilles, de l'obscurcissement de la vue ainsi que des éblouissements, avec une sorte de serrement autour du crâne et même à son sommet : dernières anomalies que, dans quelques cas, remplace, par moments sinon toujours, un sentiment, plus ou moins trompeur, de vide cérébral. — On observe, en outre, de l'accablement, un malaise général et du trouble menstruel.

Mais la série des désordres constitutifs de cette mélancolie, n'a pas lieu au même degré pour tous les malades qui en sont frappés. En effet, si la nuance plombée du visage peut aller chez les uns jusqu'à la lividité, la rougeur du teint peut aller aussi chez les autres jusqu'au violet, notamment aux joues et sur les pommettes. Si encore la délicatesse de la sensibilité est telle chez ceux-ci, que la plus légère impression physique ou morale soit, d'habitude, non moins vivement ressentie que péniblement supportée, l'engourdissement de cette faculté est tel aussi chez ceux-là que, d'habitude également, ils sont presque insensibles aux plus fortes causes d'émotion. Tandis que la lenteur de l'intelligence de certains les met, momentanément du moins, dans l'impuissance de saisir, avec rapidité, les rapports des choses les plus usuelles, et même de continuer leurs occupations ordinaires, quelle qu'en puisse être la nature, l'activité de cette fonction fait, momentanément aussi, que certains autres sont aptes à juger les questions les plus ardues, et même à commencer des travaux considérables, soit d'esprit, soit de corps. Et si l'abattement du moral en jette, quelquefois, dans un désespoir, presque insensé, d'où peut à grand'peine les tirer, même pour un instant, le médecin qui, s'étant rendu physiologiquement compte de leurs maux, en apprécie la réalité au lieu de les taxer d'imaginaires, l'exaltation de cette fonction en pousse, quelquefois aussi, d'autres à profiter de l'instant de répit que peuvent leur octroyer les angoisses qu'ils endurent, pour, les oubliant toutes, se laisser inconsidérément aller à des actes, presque déraisonnables, qui avancent le retour de ces angoisses, pronostiqué pourtant par le médecin auquel l'expérience a appris que ces maladies sont aussi ataxiques que protéiformes. Tandis que l'accablement du visage donne à tels d'entre eux un aspect de souffrance inquiète, si prononcé par temps, qu'à sa vue on est d'autant plus impressionné, que rien alors ne parvient à le diminuer, ni un sujet de chagrin, ni un sujet de plaisir, l'excitation de cette partie de l'organisme donne à tels autres un air de susceptibilité morose, dont, par temps aussi, le degré est d'autant plus douloureux à voir, qu'en la circonstance il est accru par la plus faible sensation, agréable ou pénible, mais surtout pénible. Et si l'appesantissement du sommeil laisse dormir, le jour comme la nuit, au milieu même d'un véritable tumulte, ceux de ces malades chez lesquels il finit par arriver après une insomnie, souvent on ne peut plus soutenue, la légèreté de cet acte ne permet pas sa continuation par le moindre bruit à d'autres de ces malades, chez lesquels il revient, à vrai dire, assez fréquemment, surtout durant le jour, pour les laisser presque en somnolence. A l'égard des rêves, qui accompagnent ce sommeil chez presque toutes ces personnes, longs et roulant sur un seul sujet dans le premier cas, courts et variant de sujet dans le second cas, ils peuvent dans tous les deux être tristes ou gais, et basés sur des choses naturelles ou surnaturelles, comme aussi se trouver mélangés des unes et des autres, de façon à former un ensemble, de la bizarrerie duquel rien n'approche, si ce n'est l'irrégularité même de la fonction organique qui lui donne naissance. — On observe des différences plus grandes dans la température propre au corps, qui est basse ou élevée ; dans la marche de chaque sécrétion et excrétion, qui se passe avec diminution ou augmentation ; dans l'état de la faim et de la soif, qui restent nulles ou considérables : dans la durée de la digestion, qui s'opère avec lenteur ou rapidité ; dans l'irrégularité de la défécation, qui se fait rare ou fréquente ; dans le rhythme de la circulation, qui s'exécute avec ralentissement ou précipitation ; dans l'étendue de la respiration, qui s'effectue large ou restreinte, et, le plus souvent, avec toux, comme aussi avec expectoration d'un caractère assez semblable à celui qu'on a vu prendre à ces mêmes phénomènes dans l'hypochondrie que nous avons étudiée. — Mais le degré des désordres qui ont lieu dans la tête, se présente encore plus tranché. Ainsi, l'embarras qui est accusé dans cette région, à peine sensible pour quelques-uns de ces mélancoliques, qui le voient disparaître de temps à autre, est très-marqué pour le plus grand nombre, qui le voit parfois augmenter, en s'accompagnant même de sensations anormales, attribuées, dans certains cas, à un épanchement sanguin, et, dans des cas plus communs, à la présence d'une poche d'eau. La pesanteur qui y est ressentie, comparée, tout simplement, par quelques-uns de ces malades à celle que produirait une coiffure dont le poids, plus fort qu'à l'habitude, leur semble même, par instants, diminuer de manière qu'ils n'en soient plus incommodés, cette pesanteur est trop considérable chez la plupart, pour qu'ils ne la rapportent pas à une cause extraordinaire, comme l'épaississement des os du crâne, l'induration de rien moins que la totalité de la masse encéphalique, voire encore la transformation pierreuse d'une partie du cerveau. La douleur qui, sous la forme plus particulière d'élancements, peut suivre le symptôme de pesanteur, supportable, autant que rare, pour tels de ces sujets, chez lesquels d'ailleurs elle n'occupe qu'une partie de la tête et cède souvent à une pression qu'ils ne craignent pas d'exercer assez grande, lorsqu'ils la jugent nécessaire pour amener le soulagement qu'ils en attendent, cette douleur devient intolérable, autant que fréquente, pour tels autres, chez lesquels encore elle envahit toute l'étendue du cerveau, et s'accroît, quelquefois outre mesure, par la plus faible pression ainsi que par le plus léger mouvement. C'est particulièrement lorsque cette sensation lancinante existe, que les pulsations que j'ai dit se passer aux tempes et même à l'occiput, avant comme après le travail, sont éprouvées avec une rapidité et surtout une intensité telles, que je ne suis plus surpris de voir les médecins qui n'en ont pas une pratique presque quotidienne, les faire dépendre d'une origine autrement grave, que ne l'est celle d'où elles proviennent réellement. Pour les tintements d'oreilles mentionnés, aussi peu fréquents que passagers dans certains cas, ils se montrent dans d'autres non moins communs que soutenus. Pour l'obscurcissement de la vue, s'il est rare dans certains cas également, mais prolongé jusqu'à faire naître des appréhensions poignantes, cette lésion des yeux est quelquefois d'une durée courte, mais réitérée, alors, jusqu'à empêcher qu'on ne se conduise seul. Quant aux éblouissements, peu marqués chez telles de ces personnes, qu'on ne se douterait pas les ressentir, ils ont lieu chez telles autres si prononcés, que malgré la précaution qu'elles prennent de les cacher, on s'aperçoit qu'elles les éprouvent. A l'égard de l'espèce de serrement cérébral dont, sous la dénomination de couronne, de bandeau, tous ces malades se plaignent autour du crâne et même à son sommet, j'ai à noter qu'assez peu vif, pour que le plus grand nombre l'assimile à celui qui résulte d'un travail de tête trop soutenu, il est si tranché, chez quelques-uns d'entre eux, que ces derniers en comparent l'effet à celui que produirait un étau, entre les mors duquel cette masse d'organes serait étreinte. Mais, quelle que soit l'intensité de ces désordres cérébraux, ils sont dans certains cas, ainsi qu'il a été dit, momentanément remplacés par un sentiment de vide, ressenti dans cette région d'une manière parfois si complète, que tels de ces sujets se surprennent palpant si l'absence de sensibilité qu'ils y éprouvent, est aussi réelle qu'elle le leur paraît. — En outre, j'ai à faire remarquer, à propos de l'accablement dont sont affectés tous ces mélancoliques, que s'il est peu manifeste chez les uns, il va chez les autres jusqu'à les rendre incapables d'entreprendre et même de continuer quoi que ce soit. Je ferai remarquer encore, à propos du malaise général accusé par tous ces malades, que s'il existe peu sensible chez certains, il acquiert chez d'autres un tel degré que chaque point du corps, pour ainsi dire, transmet des impressions désagréables. Je ferai remarquer enfin, à propos du trouble menstruel éprouvé par toutes les personnes du sexe qui ont le malheur d'être sous le poids de cette affection, que s'il se caractérise chez celles ci par une multiplicité d'impressions anormales, aussi peu étendues et durables qu'elles sont variées, il se traduit chez celles-là par une série, à peine interrompue, de douleurs, dont l'acuité plonge, périodiquement, quelques-unes de ces personnes dans une anxiété qui ajoute à leur tristesse habituelle.

Cette mélancolie qui, à l'exemple de la monomanie dont il va être question, n'a pas lieu d'ordinaire avant l'âge mûr, peut apparaître quelle que soit la saison, mais avec plus de force à l'automne ainsi qu'en hiver; elle peut également durer longues années. — Cette mélancolie est constituée par notre affection nerveuse qui, ostensiblement accrue de la fièvre lente qu'elle avait secrètement produite depuis une époque assez reculée, frappe un individu à organisation ventrale ou hypogastrique, mais principalement encéphalique, prédisposée à éprouver l'influence successive de ces maladies, d'une manière plus directe que toute autre région de l'économie. — Ce résultat pathologique, créé, de même que celui formant chacune des complications déjà mentionnées de l'affection nerveuse, par la fausse direction qui lui est donnée, s'établit toujours plus tardivement que nulle des altérations vitales qui forment ces complications. — En outre, ce résultat pathologique, relativement plus rare qu'aucune de ces altérations, réclame, relativement à elles aussi, que la partie commune de leur médication soit d'une action plus puissante, d'une durée plus soutenue.

Je ne crois pas plus nécessaire de répéter que mon affection nerveuse peut, après avoir engendré ma fièvre lente, vivre, avec elle, chez un même sujet, que d'expliquer comment ces deux maladies, ainsi établies, arrivent à influer sur la région ventrale ou la région hypogastrique et notamment sur l'encéphale de cet individu, de telle sorte qu'il se plaigne d'après l'ensemble du tableau qui a été tracé de cette mélancolie, lorsque surtout ces régions seront moins résistantes, plus susceptibles, que nulle autre. — Qu'ai-je besoin également de redire que la longueur du temps employé à la formation de cette nouvelle complication de l'affection nerveuse, augmentée, comme il a été indiqué, de la fièvre lente, se trouve justifiée par la valeur du rôle que remplissent dans l'économie, les organes qui concourent à la composition de ces mêmes régions? — Je dois pourtant faire remarquer que la résistance offerte par ce produit morbide à la médication qu'on y oppose, explique l'obligation où je suis, non-seulement d'associer au traitement, ci-dessus détaillé, de la première de ces maladies générales, le traitement, qui aussi a été détaillé, de la seconde de ces maladies générales, et certaines parties de la thérapeutique des complications simples de cette affection nerveuse, que quelques éventualités pathologiques peuvent demander ; mais encore de renforcer ce faisceau de moyens curatifs, en employant, sur la fraction supérieure ou inférieure de l'abdomen et notamment sur la tête, tantôt des stimulants, tantôt des calmants, selon l'état très-obtus ou très-exalté de ces régions. — Enfin, je prescris les principaux de ces remèdes pendant plus de temps que dans l'affection nerveuse et dans la fièvre lente, de la présente réunion desquelles provient cette mélancolie, et j'ai le soin, d'après les circonstances, soit de laisser les régions, qui sont les plus affectées, soumises à l'action de leurs excitants directs ou indirects et naturels ou étrangers, soit de soustraire ces régions à leur influence.

Paragraphe IV.

Ventre ou Bas-Ventre et surtout Fraction de l'Encéphale.

Monomanie.

L'affaiblissement vital auquel nous faisons allusion, frappe-t-il, plus particulièrement, le ventre ou le bas-ventre, mais surtout une fraction de l'encéphale, il engendre la monomanie qui se caractérise comme il suit.

Dans cette monomanie, les malades accusent les mêmes symptômes que ceux qu'offrent les sujets affectés de la mélancolie qui précède ; avec cette différence, toutefois, que les désordres cérébraux qui existent chez ces mélancoliques, sont moins prédominants chez ces monomaniaques que les goûts et les sentiments étranges, les impressions et les idées déréglées, les passions et les penchants dépravés, les déterminations et les actes dangereux dont ils sont susceptibles. Mais ces aberrations sensitives, intellectuelles, morales ou affectives, sont bornées chez ces malades à ce degré, qui n'empêche pas la réflexion de les leur démontrer déraisonnables, sans que pourtant elle soit assez puissante pour faire qu'ils ne s'y laissent pas aller momentanément, qu'ils les maîtrisent pour toujours, qu'ils les dominent entièrement.

Les symptômes différentiels de la monomanie dont il est ici parlé, et de la mélancolie en question, sont si nombreux, que nous n'entreprendrons pas de les énumérer. Nous croyons plus utile de faire observer qu'ils se rencontrent aussi rarement identiques, chez les diverses personnes qui en sont atteintes, qu'il est commun de les voir conserver leur caractère primitif, chez chacun des sujets qui les présentent à l'observation. Cette règle, déduite, à priori, de ce qu'il est difficile de réunir plusieurs ou seulement deux individus en santé qui sentent, pensent et agissent de la même manière, est confirmée par l'expérience clinique de la première de ces maladies. C'est du moins ce qui résulte de ma pratique particulière, sur les faits seuls de laquelle je m'appuie dans tout le cours de cet ouvrage, et dont j'extrais les suivants.—Une nouvelle accouchée, après une grossesse pénible, une parturition laborieuse, et quelques jours d'un allaitement rendu trop douloureux, par de profondes gerçures aux seins, pour être continué, avait conçu la pensée que si sa fille mourait en nourrice, elle serait la cause de ce malheur. Cette idée étrange, combattue d'abord victorieusement par la raison de cette tendre mère, lui avait, peu à peu, résisté davantage, malgré la belle santé dont jouissait le nourrisson, et plus tard l'avait maîtrisée presque complètement. On avait espéré que le retour de l'enfant, au milieu de la famille, influencerait d'une manière favorable cet état désolant; mais il en avait, au contraire, augmenté l'intensité, par la fatigue de soins au-dessus de la résistance d'un être aussi délabré que l'était cette pauvre jeune femme. Son affection datait d'un an passé quand elle me fut, on ne peut plus heureusement, confiée.—Le second fait de cette espèce de monomanie que je mentionnerai, m'a été présenté par une autre jeune femme. Celle-ci, à la suite de plusieurs semaines de veilles et d'angoisses, occasionnées par la maladie qui ravit à son amour le moins âgé de ses deux garçons, s'était imaginé que Dieu le lui avait retiré pour la punir d'avoir eu des regrets d'être enceinte; regrets que légitimait assez l'appréhension de couches dangereuses pour sa propre existence. Cette pensée, aussi étrange que celle qui se rattache à la monomanie qui précède, était parvenue, en trois ans, à dominer cette infortunée à ce point, qu'après la diminution graduelle de ses forces et de sa vigilance naturelles, elle avait fini par oublier son ménage, son mari, le fils qui lui reste, par se négliger elle-même jusqu'à ne manger que très-rarement. Cet oubli du sentiment de ses devoirs et de la conscience de ses besoins était arrivé à un degré si prononcé chez cette personne, que les remontrances que ses parents ne pouvaient, parfois, s'empêcher de lui adresser, ne l'impressionnaient guère plus. Telle était sa triste position lorsque j'en commençai le traitement qui, à la longue, fut suivi d'un succès complet.—Le troisième exemple de monomanie de cette espèce que je citerai, me fut fourni par une demoiselle, à peine adolescente. Après avoir vu sa fraîcheur se perdre rapidement, par l'effet de l'impression indicible qu'elle éprouva quand elle faillit se noyer dans la rivière qui borde sa propriété, cette demoiselle vivait, depuis quelques mois, avec l'idée que cet accident pouvait bien être l'indice surnaturel de sa fin prochaine. Cette pensée, qu'elle s'était gardé de communiquer tant qu'elle en avait compris le ridicule; qu'elle avait dissimulée, avec encore plus d'attention, dès qu'il lui était arrivé de soupçonner qu'on s'en moquerait; qu'elle n'avait confiée à sa mère d'abord, puis à son amie intime, que lorsqu'elle ne s'était plus sentie capable d'en avoir, seule, le triste secret; qu'enfin, elle avait divulguée, lorsqu'elle s'y fut identifiée pour ainsi dire, avec un abandon qui ne contrastait pas peu avec le mystère qu'elle en avait fait auparavant; cette croyance absorbait presque toutes les facultés de cette autre monomaniaque, à l'époque où je me trouvai chargé de lui donner des soins, qui la rétablirent à peu de chose près. — Je citerai en quatrième lieu l'affection mentale d'une jolie et honnête fille de simples artisans. Mariée à un riche cultivateur, dont elle avait cru devoir partager les rudes travaux pour complaire à sa nouvelle famille, certes bien éloignée d'exiger une occupation autant au-dessus de ses forces que différente de ses habitudes sédentaires, cette personne s'était trouvée dans l'obligation, d'abord, de suspendre le travail à cause des malaises qu'une grossesse presque immédiate produisit, et de l'abandonner, plus tard, à la suite d'une fausse couche qui la laissa dans l'impossibilité de le reprendre. A cette occasion, il lui vint à l'esprit que des gens aussi vaillants, aussi sobres que ses nouveaux parents, ne resteraient pas long-temps sans taxer de paresse l'impuissance dans laquelle elle était, de travailler comme eux, sans, peut-être, regretter sa nourriture, qu'elle-même se reprochait de ne pas gagner. La crainte de s'entendre adresser ces reproches, le dernier surtout, toujours présente à l'esprit de cette pauvre jeune femme, l'absorba bientôt si complètement, qu'elle résolut de ne plus se nourrir. Mais elle s'aperçut encore plus promptement qu'on ne vit pas sans manger; elle ne tarda pas, non plus, à réfléchir que se priver volontairement de nourriture, jusqu'à mourir d'inanition, est, sinon une lâcheté aux yeux de la société, du moins un crime au point de vue religieux. Aussi cette infortunée resta-t-elle aux prises, d'un côté avec le fol amour-propre qui lui avait fait prendre la résolution de ne pas être à charge aux parents de son mari, d'un autre côté avec la conscience qui lui défendait d'attenter à sa vie, qu'elle rapportait à l'Être-Suprême. La perplexité dans laquelle ce sujet vivait, depuis long-temps déjà, l'avait on ne peut plus détérioré au physique et au moral, lorsque je fus chargé de reconstituer son organisation, dont je réussis à changer tout le désordre en une santé qui, d'abord chancelante, s'est ensuite tout-à-fait consolidée. Cette personne, en effet, a repris les travaux de la campagne et les supporte sans inconvénient.—Une paysanne formera le cinquième des exemples que j'ai à rapporter, de cette espèce de monomanie. Cette femme, vieillie avant l'âge, plus encore par les soins d'un fort ménage que par les fatigues des champs, commença, après l'allaitement, trop prolongé, de son dernier enfant, par ressentir pour son mari, dont elle reconnaissait n'avoir qu'à se louer, un éloignement changé, plus d'une fois, en une aversion insurmontable, et finit, non-seulement par ne plus éprouver aucune affection pour cet enfant, qu'elle avouait être le moins désagréable possible, mais encore par se reconnaître, de loin en loin il est vrai, un horrible penchant à le détruire! Quand, il y a plusieurs années de cela, cette mère, plus à plaindre qu'à blâmer aux yeux du médecin physiologiste, me fut amenée, elle était, depuis plusieurs mois, non pas dans les tortures que la situation de son esprit paraîtrait devoir faire endurer, car, chose pour nous aussi simple qu'elle peut pour d'autres sembler extraordinaire, l'infortunée s'en préoccupait à peine, mais elle était dans une position, qu'un rien pouvait rendre justiciable de lois pénales dont la révision ne tardera pas d'avoir lieu, si toutes les maladies mentales sont, à l'exemple de celles dont je traite ici, étudiées sous leur véritable jour. Il me semble, encore aujourd'hui, voir cette monomane qui, les forces chancelantes et l'air morne, s'était traînée péniblement vers mon cabinet, non côte à côte avec son mari, plein pour elle d'un dévouement trop rare, mais à distance de lui, se ranimer peu à peu, puis serrer les mains de ce véritable ami, et me nommer le sauveur de son fils, à mesure que je faisais pressentir une guérison, sur laquelle cette pauvre femme avoua n'avoir guère compté auparavant. Je dois dire que ce résultat fut aussi long que difficile à obtenir, à cause de l'impossibilité où je me trouvai, à plusieurs reprises, de réunir autour de cette malade toutes les conditions indispensables à un succès plus prompt.—Au nombre de ces monomaniaques, enfin, comptait un tout jeune homme, d'une constitution naturellement débile, et, de plus, usée par l'étude à laquelle il s'était adonné avec une ardeur inconsidérée. Après s'être senti, tout-à-coup, un jour, la tête si bouleversée qu'il ne put se lever de dessus le fauteuil où, à la suite d'un abattement profond, il venait d'être pris de convulsions, d'abord rares, puis fréquentes, et terminées par quelques heures d'un sommeil agité, ce jeune homme était resté sous le poids de cette secousse, qu'il se rappela, plus tard, n'avoir pas été la première de ce genre qu'il eût éprouvée, mais à un léger degré. Depuis lors, en effet, outre l'altération continuelle de ses traits, sa parole devenait parfois embarrassée et même expirait sur ses lèvres entr'ouvertes. Il pleurait par moments, riait dans d'autres, et répondait étrangement, alors, aux plus simples questions. Alors aussi, paraissant isolé, quoiqu'au milieu de ses proches que son état attristait seuls, car il ne semblait pas, lui, en comprendre tout le trouble, il conversait à part soi. Ainsi, à la littérature, dont il balbutiait quelques passages, il adjoignait les mathématiques, et, sans plus de discernement, associait des idées mondaines à des idées religieuses. Il discourait aussi sur les antiquités, les chemins, les canaux, matières dont antérieurement il s'était occupé avec quelque distinction; citait également des faits historiques, qu'il dénaturait; traçait sans régularité des lignes, ou bien en simulait avec les bras, avec les jambes, dont il ne pouvait maîtriser tous les mouvements. Il faisait ces diverses choses sans ordre, par saccades; tantôt avec calme, tantôt avec agitation. Ensuite, il retombait dans l'accablement taciturne qui séparait les crises dont je viens de tracer une faible esquisse. Cette affection, qui avait résisté jusqu'à l'époque où l'on me mandâ pour la combattre, paraissait désespérée; néanmoins par mes conseils fut recouvrée la rectitude première de l'esprit d'un si digne garçon, en même temps que lui fut apprise la règle de conduite hygiénique qu'il doit tenir, pour ne pas être exposé à perdre de nouveau la raison. — On voit, d'après ces faits, qu'ainsi que nous l'avons annoncé, l'état morbide d'aucun de ces monomaniaques ne se ressemblait quand ils commencèrent à recevoir nos soins. On voit aussi, d'après ces observations, qu'ainsi que nous l'avons dit, cet état morbide conserva chez chacun d'eux son aspect primitif, jusqu'aux premiers effets du traitement qui, approprié à leur différence, finit par en triompher.

Dans cette monomanie, ce sont les organes du ventre ou du bas-ventre, mais de préférence quelques parties de l'encéphale, qui, chez un sujet à constitution abdominale ou hypogastrique et notamment encéphalique toute particulière, se trouvent atteints d'une façon plus spéciale par l'affection nerveuse déjà décrite, laquelle s'est augmentée, à un degré élevé, de la fièvre lente décrite aussi. — Ce produit morbide, dû à une filiation de phénomènes anormaux de la plus frappante analogie avec ceux qui occasionnent la mélancolie précédemment étudiée, mais plus lent à se constituer que cette complication de ces deux maladies, s'offre à l'observation bien moins souvent que cette même complication, et demande une médication encore plus active, encore plus prolongée.

En tenant compte des raisons alléguées à la mélancolie qui précède, on admettra facilement que notre affection nerveuse peut, après avoir créé notre fièvre lente, exister, en même temps, chez une personne, et l'on comprendra avec une égale facilité comment ces deux maladies, établies de la sorte, finissent par attaquer soit le ventre soit l'hypogastre, mais surtout une ou plusieurs fractions de l'encéphale de ce même sujet, de manière qu'il traduise ses souffrances, plus ou moins exactement, d'après les exemples qui ont été cités de cette monomanie, notamment si ces régions sont trop faibles et trop impressionnables. — Ces motifs permettront aussi d'apprécier aisément que la lenteur avec laquelle s'établit la présente complication de l'affection nerveuse, ainsi accrue de la fièvre lente, s'explique par l'importance de ces régions. — Je ferai seulement remarquer que la ténacité de ce nouvel état pathologique prouve que j'ai raison, d'abord, d'adjoindre à la médication, plus haut relatée, de la première de ces maladies générales, la médication, plus haut relatée aussi, de la seconde de ces maladies générales, et quelques parties de la thérapeutique des complications résultant de cette affection nerveuse, dont certaines circonstances morbides provoquent le besoin; ensuite, de renforcer cet ensemble d'agents curatifs en usant, sur l'abdomen proprement dit ou l'hypogastre, mais principalement sur telles fractions de la tête, des remèdes que l'on connaît propres à en modérer la vitalité si elle est surexcitée, à ranimer cette force primitive si elle est engourdie. — En outre, je soumets le malade, plus longuement que dans l'affection nerveuse et dans la fièvre lente de la réunion tardive desquelles résulte cette monomanie, à ceux de ces médicaments qui sont communs à toutes deux, et je prends la précaution, d'après les éventualités, de soustraire les régions les plus souffrantes à l'exercice de leurs fonctions, à l'exercice aussi des fonctions dévolues aux parties du corps qui leur sont intimément liées, ou bien de laisser ces régions soumises à l'une et à l'autre influence.

DEUXIÈME DIVISION.

MALADIES CHRONIQUES

DUES A LA DÉPERDITION,

Simple et progressive,

DE LA VITALITÉ GÉNÉRALE,

Et qui s'est formée par les deux vies simultanément.

Nous avons avancé que la déperdition, lente et graduelle, de la vitalité dont est pourvu le corps humain, pouvait se former de prime-abord par les deux vies, et qu'alors elle se bornait, quelquefois à en troubler les fonctions simples, quelquefois à en troubler les fonctions complexes, ou bien qu'elle allait jusqu'à désharmonier l'ensemble des opérations qui entretiennent l'existence.

Dans le premier cas, il arrive à cette altération vitale de déterminer, en même temps, les maladies sus-désignées, du système élémentaire produisant la chaleur ainsi que la composition et la décomposition moléculaires, tant de la vie végétale que de la vie animale; c'est-à-dire notre fièvre lente et notre affection nerveuse.

Dans le second cas, il arrive à cette altération vitale de déterminer, en même temps, et, cela, au nombre d'une ou de plusieurs pour chaque groupe d'entre elles : D'abord, les maladies, sus-relatées, des organes qui concourent, individuellement, à produire ou des groupes organiques qui suffisent, isolément, à produire la digestion, la circulation, la respiration..., l'innervation, la locomotion..., c'est-à-dire : soit la gastrite, l'entérite, l'hépatite, la gravelle, le catarrhe vésical, les hémorrhoïdes; les douleurs cérébrales ou maux de tête; l'anévrisme, le catarrhe pulmonaire ou rhume chronique, l'hémoptysie ou crachement de sang, l'asthme ou gêne de respiration; la chloro-anémie...., dont il a été question; soit le spasme cérébral, les convulsions, les étourdissements, l'engourdissement ou paralysie; le spasme pectoral ou angine de poitrine; la névrose de la digestion; la névralgie..., dont il a été question aussi. Ensuite, les maladies, sus-relatées également, des tissus communs aux deux vies ou de leurs appareils principaux, c'est-à-dire : soit les éruptions et les ulcères de la peau, l'engorgement et l'irritation des ouvertures naturelles, les hydropisies, les rhumatismes..., dont nous avons parlé; soit l'hypochondrie, l'hystérie, la mélancolie, la monomanie..., dont nous avons parlé aussi.

Dans le troisième cas, il peut se faire que la lésion de vitalité établie, directement, par cette double voie, engendre, plus aisément que ne le fait l'altération vitale, de cet ordre, qui s'est établie, successivement, par l'une et par l'autre vie, une sorte d'étisie, compliquée même, d'impuissance chez l'homme, de stérilité chez la femme; étisie que, souvent, on commet l'erreur de prendre pour la phthisie tuberculeuse et de traiter en conséquence.

Étisie.

Nous ne décrirons pas de nouveau et cette fièvre lente et cette affection nerveuse; nous ne décrirons pas, non plus, de nouveau les diverses maladies que la crainte d'être obscur nous a obligé de rappeler ici nominativement; nous ne décrirons pas davantage l'étisie en question; laquelle participe de chacun des états pathologiques qu'on a vu résulter d'un degré différent de la diminution, lente et graduelle, de la vitalité générale : ce serait tomber dans des répétitions que le bon sens du lecteur rendra inutiles.— Par la même raison, nous est imposée la même réserve sur le traitement de ces états morbides, simples, complexes ou compliqués. — A l'égard des erreurs de diagnostic, comme aussi de thérapeutique, qu'il arrive à cette étisie d'occasionner, par la ressemblance de quelques-uns de ses symptômes avec certains des symptômes de la phthisie tuberculeuse, nous ne nous occuperons que des plus fréquentes, et, encore, nous le ferons sous forme d'énumération détaillée, plutôt que sous forme de citations ou descriptions, afin d'affaiblir, autant que possible, le reproche de redites qu'encourrait l'un ou l'autre de ces derniers modes descriptifs.

Les erreurs de ce genre que nous rapporterons en premier lieu, nous ont été fournies, d'abord, par plusieurs d'entre les sujets compris parmi ceux que nous avons guéris de cette fièvre lente, et que les frissons, comme les bouffées de chaleur, réitérés et assez durables, les sueurs faciles, l'amaigrissement marqué, la lassitude permanente...., qu'ils accusaient plus spécialement, avaient laissé croire poitrinaires. Les autres de ces premières erreurs de diagnostic nous ont été fournies, ensuite, par plusieurs d'entre les sujets compris parmi ceux que nous avons soustraits à cette affection nerveuse, et que l'irritabilité inquiète, le sommeil interrompu ou entremêlé de rêves, les douleurs de poitrine assez vives et persistantes...., qu'ils enduraient, avaient également laissé croire phthisiques. — Ceux de ces exemples que nous rapporterons en second lieu, ont été pris: 1° Chez quelques-uns des malades que nous avons guéris de la chloro-anémie dont l'espèce a été étudiée. Leur dyspnée, le gonflement œdémateux de leurs pieds, surtout la suppression ou seulement la diminution de l'écoulement menstruel, avaient été cause qu'on les avait classés au rang des poitrinaires. 2° Chez certains des malades que nous avons débarrassés de l'espèce de névralgie dont il a été question. Cette névralgie, par son siège entre les épaules et par sa concomitance avec une transpiration de chaque matin, avait fait diagnostiquer une phthisie. 3° Chez certains des malades compris dans la classe des hypochondriaques dont nous avons opéré la guérison, et dans la classe des hystériques dont le mal a cédé à la médication réclamée par sa nature mieux précisée. Leur émaciation, ajoutée à l'ardeur qu'ils sentaient se propager du cerveau, et surtout des parties latérales de l'abdomen ou de la région hypogastrique, au-devant du thorax, ajoutée aussi à la gêne de la respiration, à la toux et à l'expectoration qu'ils éprouvaient continuellement ou par quintes, les avait fait déclarer tuberculeux. 4° Chez quelques malades affectés, les uns, de l'anévrisme, les autres, de l'angine de poitrine, dont nous avons parlé. La suffocation, à laquelle ils étaient habitués, les étreintes pectorales et l'anxiété cardiaque dont ils se plaignaient fréquemment, avaient porté à les comprendre parmi les phthisiques. — Les exemples de ces erreurs funestes que nous allons placer en troisième ligne, nous ont été fournis : 1° par plusieurs d'entre les personnes que nous avons traitées, avec succès, de l'asthme qu'elles enduraient. Ces premiers sujets de cette troisième série de fausse phthisie avaient été placés au nombre de ceux véritablement frappés de cette terrible affection, à cause de l'oppression plus ou moins intense et permanente, avec ou sans redoublements accompagnés de toux, soit légère, soit considérable, comme aussi d'expectoration, accompagnés même d'autres symptômes graves, qu'ils accusaient d'une manière plus ou moins tranchée. 2° Par plusieurs des personnes traitées également par nous, avec succès, de l'hémoptysie dont elles souffraient. Ces seconds sujets de cette troisième série de faux tuberculeux avaient été jugés affectés de la vraie phthisie, à la suite de crachements de sang plus ou moins abondants et durables, avec ou sans redoublements, soit éloignés, soit rapprochés, et même quotidiens, avec ou sans difficulté de respirer, et toux, soit sèche, soit humide; divers symptômes que chacun d'eux éprouvait d'une manière plus ou moins prononcée. 3° Enfin, par beaucoup de catarrheux de l'espèce étudiée, et sur lesquels notre médication a eu d'heureux effets. Ces nombreux sujets de cette dernière série de faux phthisiques avaient été déclarés vraiment poitrinaires, d'après les besoins de tousser plus ou moins permanents, avec expectoration légère ou abondante, de matières présentant saveur, aspect et consistance de mauvais caractères, avec une sorte de fièvre quotidienne et des sueurs nocturnes, que, tous, ils ressentaient à un certain degré.

Cette étisie, qui attaque les diverses périodes de la vie, mais surtout l'âge mûr, et qui se montre dans toutes les saisons, mais surtout en hiver et en été, peut exister assez de temps sans danger, comme devenir rapidement funeste. — Cette étisie, qu'on voit résulter, tantôt de notre fièvre lente qui s'est associé, à un très-haut degré, l'affection nerveuse sus-étudiée, tantôt de notre affection nerveuse qui s'est associé, à un degré non moins élevé, la fièvre lente aussi étudiée, cette étisie provient, plus ordinairement, de l'une et l'autre de ces maladies qui se sont réunies, d'emblée, sur un même individu; individu chez lequel, après avoir influencé, d'abord les organes ou les groupes organiques tant de la vie végétale que de la vie animale, ensuite les tissus communs aux deux vies ou leurs appareils principaux, ces maladies se développent à ce point, que tout le corps paraît dans l'état morbide qu'entraîne la troisième, ou plutôt la seconde, des périodes de la phthisie classique. — Conséquemment, nous combattons cette fausse phthisie avec, soit le traitement de notre fièvre lente accru de celui de l'affection nerveuse précitée, soit le traitement de notre affection nerveuse accru de celui de la fièvre lente aussi précitée, ou bien nous combattons cette même phthisie avec les traitements de l'une et l'autre de ces maladies générales. Mais, dans ces divers cas, nous renforçons, d'après la prédominance symptomatique, la médication par tel ou tel des remèdes spéciaux que demande, quelquefois, chacune des complications, ci-dessus décrites, de la première, de la seconde, comme aussi de ces deux maladies générales; puis, nous complétons cette thérapeutique à l'aide de l'hygiène de la poitrine, qu'il faut, ici, prescrire ainsi qu'observer avec le plus grand soin, car son oubli ou sa négligence pourrait devenir dangereux. — Après cela, il n'y a qu'à continuer l'administration de ces différents agents médicaux, avec une persévérance que ne doit pas décourager la lenteur, assez habituelle, du succès : il finit par récompenser les efforts du médecin et du malade.

Impuissance et Stérilité.

Je borne à ces exemples les cas multipliés que j'ai recueillis sur l'erreur funeste qui vient d'être signalée; et je termine ce que j'avais à dire à propos de la présente manifestation de l'épuisement survenu, de prime-abord, par la vie de nutrition et par la vie de relation, en spécifiant l'impuissance et la stérilité qui, si elles peuvent avoir une origine analogue, mais plus simple, mais moins complexe, proviennent, le plus souvent, de cet état anormal du corps entier.

Dans cette impuissance, que l'homme ait conservé ou perdu les appétits vénériens; qu'il soit capable ou incapable de satisfaire à la copulation; qu'il éprouve des pertes involontaires, ou ne connaisse pas ce surcroît de mal, il ne peut procréer, et ses efforts, pour vaincre son impuissance, n'aboutissent qu'à l'énerver davantage au physique et au moral. J'ai eu, en effet, occasion de soigner des sujets qui, atteints de cette poignante infirmité depuis beaucoup d'années, n'ont récouvré la faculté génératrice qu'après avoir été guéris du haut degré d'affaiblissement dans lequel ils vivaient malheureux. — Dans cette stérilité, que la femme appète les plaisirs de l'amour, ou bien montre de l'indifférence pour l'acte reproducteur; qu'elle reçoive sans souffrances les caresses du maître de son cœur, ou bien ne les supporte qu'avec des douleurs presque insurmontables; qu'elle ressente des impressions, aussi instantanées que désagréables, dans l'appareil génital, elle ne peut concevoir, et les chagrins occasionnés par son infécondité, ajoutent, plus qu'on ne se l'imagine, à sa cause première. J'ai, en effet, traité des personnes du sexe qui, après avoir subi cette désolante stérilité durant onze, quinze et même dix-sept ans, ont dû le bonheur inespéré d'être mères à la guérison de l'appauvrissement extrême dans lequel s'était écoulée leur jeunesse.

La nature de ces deux complications de notre étisie est la même que celle de cette dernière affection, et leur traitement est identique à celui de cette étisie. Seulement il faut, ici, ajouter à l'hygiène rigoureuse de la poitrine, l'hygiène non moins rigoureuse des organes génitaux, surtout chez l'homme; et l'on doit redoubler de constance dans l'emploi de la médication, pour qu'elle parvienne à produire son effet, pour qu'elle permette de présager l'époque où la faculté, soit génératrice, soit reproductrice, recouvrera la puissance dont elle a été dépouillée par le mal.

NOTA. *Nous avons dit, au commencement de l'étisie, que le bon sens du lecteur nous épargnait, non seulement de fournir le tableau de cette maladie, mais encore de décrire, derechef, soit notre fièvre lente, soit notre affection nerveuse, ou bien les diverses maladies qui, après avoir été, ici, les conséquences de l'un ou l'autre de ces modes pathologiques généraux, ou bien de tous deux survenus séparément, pouvaient, là, résulter de l'un et l'autre de ces modes pathologiques survenus en même temps. — Le lecteur, en effet, obtiendra la description de cette fièvre lente et de cette affection nerveuse simultanément engendrées, en plaçant de pair les symptômes primitifs de l'une et les symptômes primitifs de l'autre; puis, en mettant au même rang les phénomènes secondaires, comme encore les phénomènes tertiaires, de chacune de ces maladies générales. Pour obtenir les tableaux des complications, simples ou complexes et rapides ou tardives, qui sont dues à l'action combinée de ces deux maladies engendrées ensemble, il devra répéter une opération analogue sur les troubles fonctionnels qui émanent directement, soit de l'organe ou du groupe organique, soit des tissus ou des appareils, dont le mal paraît avoir fait son siège plus particulier et dont il prend assez généralement le nom; puis, intervertir l'ordre de succession, non pas de chaque symptôme, mais uniquement de chaque série de symptômes, d'après ses rapports naturels avec celle des deux vies d'où la complication en étude paraîtra plus spécialement dépendre. Dans l'un et l'autre cas, on n'aura plus qu'à laisser en leur lieu et place les particularités symptomatiques relatives à tel sexe, et qu'à retrancher les symptômes faisant double emploi. — Pour avoir la médication de ces états morbides plus ou moins compliqués, il suffira de suivre, de tout point, la même marche.*

TROISIÈME DIVISION.

MALADIES CHRONIQUES

RÉSULTANT DE LA DÉPERDITION,

Lente et progressive,

DE LA VITALITE GÉNÉRALE,

Et qui se propage d'une manière anormale.

On a vu que le point de départ de la diminution de l'élément vital en question, devient d'autant plus obscur, que l'affection s'est propagée par voie non naturelle. Disons à présent que si les groupes organiques du corps humain qui se trouvent le plus prédisposés à ce mode de transmission du mal, occupent le ventre, la tête ou la poitrine, ceux des organes entrant dans la composition de ces régions, qui subissent le plus souvent cette influence accidentelle, sont l'estomac, le cerveau, le cœur ou les poumons.

De là, cette localisation, plus ou moins exclusive, d'une maladie générale dans l'abdomen entier, l'ensemble de la tête ou la totalité de la poitrine, ainsi que cette prédominance, plus ou moins tranchée, de quelques-uns des symptômes de la même maladie sur la région épigastrique, cérébrale, cardiaque ou bien pectorale; localisation et prédominance que certains sujets accusent, de prime-abord, et, parfois, à un degré qui exige de la part du médecin une grande pratique de ces souffrances, s'il ne veut pas être induit en erreur, à la suite de l'exposé incomplet que les mêmes sujets se hâtent de lui en faire.—J'ai, effectivement, rencontré des personnes qui commençaient par dire, celle-ci : ma maladie est dans le ventre, et surtout à l'estomac; celle-là : je ne souffre que de la tête, et surtout du front; une autre : le siège unique de mon mal est dans la poitrine, mais particulièrement au cœur, aux poumons; guérissez cette région, ou simplement cet organe, et je suis sauvée! — J'ai même rencontré des personnes qui ne se plaignaient que d'un point du ventre, d'un côté de la face, d'une partie de la poitrine, du moignon d'une épaule, voire seulement d'un genou, d'un pied, d'un testicule; endroits, il est vrai, où elles éprouvaient, depuis une date souvent ancienne, des sensations morbides, soit persistantes, soit passagères, mais assez intenses pour les empêcher de s'apercevoir des autres troubles fonctionnels qui, pourtant, avaient lieu dans le reste de leur économie. — J'ajouterai (ce qui achève de dérouter le médecin) que tels de ces sujets ne manquent pas d'assurer qu'il serait tout-à-fait inutile de chercher leur mal ailleurs qu'ils ne l'indiquent, et que tels autres vont jusqu'à faire observer qu'ils jouissaient d'une excellente santé, avant l'époque où ils éprouvèrent les premières atteintes de leur affection, tant ils se sont accoutumés à la localiser comme on vient de le voir, à l'isoler de tout ce qui se passe d'étrange en eux ! — Mais, par bonheur, qu'ils se trompent essentiellement, comme la plupart ne tardent pas à le reconnaître, après l'explication, des plus naturelles, que donne, sur leurs souffrances, l'homme-de-l'art qui a su en pénétrer l'obscurité, en scruter les replis et en retrouver l'origine véritable, grâce à l'étude approfondie qu'il a faite, de la manière anormale dont peut se propager la déperdition, lente et progressive, de la vitalité dans notre corps.

L'hygiène spéciale que nous avons prescrite à chaque paragraphe, au sujet des symptômes les plus fixes, les plus saillants, du mal dont il y est question, a besoin, dans les circonstances présentes, d'être suivie avec plus d'attention, avec plus de persévérance ; heureux encore si l'on ne se trouve pas obligé de diminuer, et même de suspendre, momentanément, les remèdes nécessaires au fond de la maladie dans laquelle a lieu cette localisation, cette prédominance morbide.

QUATRIÈME DIVISION.

MALADIES CHRONIQUES

RÉSULTANT DE LA DÉPERDITION,

Simple et graduelle,

DE LA VITALITÉ GÉNÉRALE,

Et qui se manifeste d'une manière violente.

On a vu que la marche de la diminution de l'élément vital en question, peut, au lieu de s'effectuer sourdement, se manifester avec violence. Disons, à cette occasion, que si les fonctions complexes du corps humain qui traduisent le plus facilement cette influence passagère, momentanée, dépendent du ventre, de la tête ou de la poitrine, celles des fonctions simples qui, contribuant à l'entretien de l'existence, se trouvent le plus prédisposées à ces accès, à ces crises du mal, sont la digestion stomacale, la pensée et le sentiment, la circulation cardiaque ou la respiration.

De là, l'apparition de ces douleurs, aiguës et subites, soit dans l'appareil de la digestion, de l'innervation cérébrale, de la circulation proprement dite ou de la respiration, soit uniquement dans l'organe gastrique, intellectuel et sensitif, cardiaque ou pulmonaire; douleurs que certains malades endurent, les uns de loin en loin, les autres assez fréquemment, et les plus attaqués d'entre eux presque à chaque jour.—Pour les moments auxquels ces phénomènes apparaissent, si la plupart de ces sujets s'en voient surtout assaillis pendant l'activité d'action de ceux de ces appareils, ou seulement de ceux de ces organes, dont les fonctions sont intermittentes, non continues, quelques-uns de ces sujets s'en trouvent victimes en dehors de tout acte fonctionnel, non-seulement des mêmes appareils ou des mêmes organes, mais encore de tels autres rouages du corps. — Achevons ce qui est relatif à ce mode spécial de transmission de la déperdition, simple et graduelle, de la vitalité générale, en faisant remarquer que son acuité atteint parfois un degré qui plonge le patient dans le désespoir, en même temps qu'elle le porte à se croire frappé d'une affection autrement grave qu'elle ne l'est en réalité.

Les remèdes spéciaux qui ont été conseillés à chaque paragraphe, contre la particularité symptomatique que le mal peut présenter, ou contre les redoublements douloureux qu'il lui arrive d'éprouver, doivent, ici, être rendus aussi actifs, aussi puissants, qu'ils ont pu, là, être négligés, ménagés; sans compter qu'il devient, parfois, indispensable de favoriser leur activité, leur puissance, par la diminution, et même par la suppression, momentanée, des agents curatifs généraux de l'affection dans laquelle se montrent ces accès, ces crises morbides.

Ajoutons à ce que nous devions dévoiler sur la diminution, pure et simple, de la vitalité dans le corps humain et sur les maladies chroniques qui ont cette origine, en faisant remarquer : d'une part, que si, dans les divers degrés de cet état anormal de notre économie, l'on peut ordinairement reconnaître, à l'aide d'un examen approfondi, comment l'affection s'est produite, quelle voie elle a suivie pour s'engendrer, il n'est pas toujours possible, avant essai du traitement, de préciser le lieu où l'affection est limitée, quelles régions en sont encore exemptes, ni, par conséquent, de déterminer, au juste, combien de temps résistera le mal, quel retard la convalescence éprouvera, et l'époque du retour définitif de la santé; d'autre part, que si les diverses formes morbides sous lesquelles a été étudié ce même état anormal de notre économie, sont trop dépendantes les unes des autres, ont trop de liaisons entre elles, présentent trop de points de contact, pour conserver long-temps une existence isolée, l'on devra s'attendre à rencontrer deux, trois, et même un plus grand nombre de ces formes morbides réunies sur certains individus, mais sans que cette complication s'oppose à ce que le mal finisse par guérir, quand est associée à la médication du mode pathologique primitif la médication de celui ou de ceux des modes pathologiques, soit secondaires, soit tertiaires, qu'on y trouve greffés.

Je ne termine pas ce livre sans avertir que je le complèterai plus tard, sous le titre d'**Appendice**, en donnant les explications utiles à l'éclaircissement des particularités les plus saillantes qu'offre, non seulement dans ses symptômes généraux, mais encore dans leurs variétés principales, chacune des maladies anciennes dues à l'altération vitale qui vient d'être étudiée; en indiquant ceux des médicaments amers et des médicaments aromatiques que j'emploie ici de préférence, comme aussi les formules sous lesquelles j'administre le plus habituellement ces remèdes; et en précisant les aliments qui doivent composer la base de la nourriture dans les maladies en question, ainsi que la manière la plus convenable de préparer ces dernières substances.

TABLE SYNOPTIQUE
DU TRAITÉ.

ERRATA.

Page 19, ligne 5, au lieu de : *les garde-robes ;* lisez : *puis, les garde-robes.*

Page 31, ligne 37, au lieu de : *cet organe;* lisez : *cet intestin.*

Page 34, ligne 23, au lieu de : *sur la vitalité de l'ensemble;* lisez : *sur l'ensemble.*

Page 50, ligne 39, au lieu de : *sur le derrière;* lisez : *sur les côtés.*

Page 53, ligne 31, au lieu de : *Desexemples;* lisez : *Des exemples.*

Page 54, ligne 33, au lieu de : *peu librement;* lisez : *avec peu de liberté.*

Page 55, ligne 5, au lieu de : *dents fortement serrées;* lisez : *dents serrées fortement.*

Page 58, ligne 25, au lieu de : *degré morbide;* lisez : *degré de la lésion vitale.*

Page 62, ligne 45, au lieu de : *sur la vitalité de toute;* lisez : *sur toute.*

Page 64, ligne 29, au lieu de : *si les modifications;* lisez : *puis encore, si les modifications.*

Page 72, ligne 44, au lieu de : *calorification;* lisez : *chaleur animale.*

Page 74, ligne 27, au lieu de : *dans la calorification;* lisez : *dans la chaleur animale.*

Page 97, ligne 29, au lieu de : *divers symptômes;* lisez : *derniers symptômes.*

Page 97, ligne 32, au lieu de : *dernière série;* lisez : *nouvelle série.*

BORDEAUX, IMPRIM. J. DUPUY ET COMP., RUE DE LA DEVISE, 12.

OUVRAGES NOUVEAUX

Du Docteur Sallenave.

ESSAI SUR LES MALADIES CHRONIQUES, MÉCONNUES ET CURABLES, AUXQUELLES ON EST LE PLUS EXPOSÉ. — 1er Avril 1852.

MONOGRAPHIE SUR LA DIMINUTION, PURE ET SIMPLE, DE LA VITALITÉ DANS LE CORPS HUMAIN, ET SUR LES MALADIES CHRONIQUES, LES PLUS RÉPANDUES, QUI ONT CETTE ORIGINE. — 15 Avril 1852.

82

www.ingramcontent.com/pod-product-compliance
Lightning Source LLC
Chambersburg PA
CBHW071203200326
41519CB00018B/5343
9782013733014